中国工程院医学科学前沿论坛

（2013）

造血器官的基础和临床整合前沿研究

陈国强　主　编

U0218486

中国协和医科大学出版社

图书在版编目（CIP）数据

造血器官的基础和临床整合前沿研究：中国工程院医学前沿论坛论文集：2013 / 陈国强主编. —北京：中国协和医科大学出版社，2014.10

ISBN 978-7-5679-0128-5

Ⅰ. ①造…　　Ⅱ. ①陈…　　Ⅲ. ①造血系统－人工器官－文集

Ⅳ. ①R318.12-53

中国版本图书馆 CIP 数据核字（2014）第 160900 号

造血器官的基础和临床整合前沿研究

主　　编：陈国强
责任编辑：谢　阳

出版发行：中国协和医科大学出版社
　　　　　（北京东单三条九号　邮编 100730　电话 65260378）
网　　址：www.pumcp.com
经　　销：新华书店总店北京发行所
印　　刷：北京佳艺恒彩印刷有限公司

开　　本：700×1000　　1/16 开
印　　张：9.5
字　　数：120 千字
版　　次：2014 年 10 月第 1 版　　2014 年 10 月第 1 次印刷
印　　数：1—2000
定　　价：26.00 元

ISBN 978-7-5679-0128-5

编辑委员会

主 编

陈国强 上海交通大学医学院

副主编

田 玲 中国医学科学院医学信息研究所

编 委（按姓氏拼音排序）

安 刚 中国医学科学院/北京协和医学院血液病医院血液学研究所
淋巴肿瘤诊疗中心

陈方平 中南大学湘雅医院

程书钧 中国医学科学院肿瘤医院肿瘤研究所

程 涛 中国医学科学院/北京协和医学院血液病医院血液学研究所、
实验血液学国家重点实验室

韩忠朝 中国医学科学院/北京协和医学院血液病医院血液学研究所、
国家干细胞工程技术研究中心

洪登礼 上海交通大学医学院

黄 河 浙江大学医学院附属第一医院

金 洁 浙江大学附属第一医院

李冬梅 中国工程院医药卫生学部

李扬秋 暨南大学医学院血液病研究所、再生医学教育部重点实验室

刘俊岭 上海交通大学医学院

邱录贵 中国医学科学院/北京协和医学院血液病医院血液学研究所、
淋巴肿瘤诊疗中心

任瑞宝 上海交通大学医学院附属瑞金医院、上海血液学研究所、医
学基因组学国家重点实验室

石远凯 中国医学科学院/北京协和医学院肿瘤医院

徐湘民 南方医科大学基础医学院

王 椿 上海交通大学附属第一人民医院

吴英理 上海交通大学医学院附属瑞金医院

薛 雯 上海交通大学医学院附属瑞金医院、上海血液学研究所

杨新宇 中南大学湘雅医院

曾 辉 中南大学湘雅医院

赵维莅 上海交通大学医学院附属瑞金医院、上海血液学研究所

序　言

4 年前，中国工程院医药卫生学部开始借助前沿论坛这个平台针对人体各器官系统生命医学前沿问题开展学术研讨，已经就肝脏、肺等器官召开会议，取得明显成效。2013 年 10 月在上海召开的中国工程院医药卫生学部医学科技前沿论坛第四届会议，主题是"造血器官系统"。此次论坛秉承了前三届会议的宗旨，围绕着血液器官基础和临床整合研究的关键问题及国际前沿热点问题，会议邀请了国内从事造血干细胞、白血病、骨髓移植、血小板和红细胞疾病等基础研究和临床实践的著名学者，讨论、互动、交流，进一步推动科研院所和临床医院之间的合作，推动转化医学的发展，为人类健康发展做贡献。

传统的医学基础研究与临床实践被一系列的障碍分隔，这些障碍就像"篱笆墙"一样阻碍着基础和临床的协作整合研究，此次会议立足转化医学，以血液系统疾病为中心，邀请了从事造血系统相关基础研究及临床疾病诊疗的专家就如何共同开展整合研究进行了广泛、深入的研讨，涉及血液肿瘤的发生发展及分子机制、造血干细胞基础和应用研究、多发性骨髓瘤、淋巴瘤治疗以及干细胞移植、急性白血病的靶向治疗、iPS 时代下肿瘤及血液系统疾病治疗的新策略、血液恶性肿瘤药物靶标和细胞诱导分化机制、生物标志物在急性髓细胞白血病风险分层和治疗中的应用、胚胎干细胞 3D 打印技术、地中海贫血修饰基因、联合用药用于治疗白血病的有效性、功能血小板生成的关键调控通路等多个议题，这种围绕着同一器官系统的基础与临床的研讨会，搭建了基础与临床的沟通渠道，促使基础与临床科技工作者密切合作；打破以往单一学科或有限合作的模式，促进学科交叉和融合；在血液系统疾病的研究和诊治上取得新的认识。

此次会议由中国工程院医药卫生学部主办、上海交通大学医学院承办、上海市工程院院士活动与学术咨询中心协办。云集了王振义、吴祖泽、陈国强、韩忠朝、程涛、任瑞宝、黄河、邱录贵、赵维莅等多位知名专家，16 位专家分别就自己的研究工作做了专题报告。为了提高会议效率，与会专家们利用中午休息时间就血液器官基础和临床整合研究的关键问题展开了热烈的研讨，包括技术层面、政策建议和推进措施，对转化医学的发展具有较大的启示意义。

根据这次会议特邀专家的学术报告内容，我们整理编写了《造血器官的基础与临床整合前沿研究》一书。本书的出版将与读者分享本次论坛各位专家的真知灼见，期望对造血器官相关疾病的基础和临床的整合研究具有重要理论参考和实践指导价值。

在会议组织和本书编写过程中，得到有关部门的大力支持，尤其是上海交通大学医学院科技发展处的王艳处长及其同事的大力帮助。对此，我们深表感谢。我们也为各位与会专家的大力支持和积极参与所感动，感谢各位报告专家认真的后续撰稿。值此之际，我们一并表示诚挚的谢意。

程书钧
2014 年春于北京

目　录

胎盘造血及其转化研究

韩忠朝

中国医学科学院/北京协和医学院
血液病医院血液学研究所、国家干细胞工程技术研究中心

摘要：本文对造血的发生的研究现状，骨髓、外周血以及脐带血来源造血干细胞的临床应用现状，胎盘组织源造血干细胞的鉴别、分离和生物学特性的研究进展进行了较系统的归纳介绍，重点比较分析了胎盘组织造血干细胞与其他来源造血干细胞特征，国内外在胎盘组织造血干细胞的基础研究、干细胞库技术平台的建设以及胎盘组织造血干细胞转化研究的成果。认为胎盘组织造血干细胞是造血干细胞的一种新来源，增殖分化能力强，数量丰富足够成人使用，因此具有很大的临床应用前景。

关键词：造血干细胞，胎盘造血，干细胞移植

造血干细胞具有重建遭致死性放/化疗损害的人类造血和免疫系统的能力。将造血干细胞这一特性应用于病人，即在放/化疗后输注造血干细胞以重建受者造血和免疫系统来治疗疾病的方法，称为造血干细胞移植。造血干细胞移植是治疗一些重症血液疾病最终的疗法，全球已有 100 万例病人接受各种造血干细胞移植术，挽救了众多患者的生命。

传统的发育学观点认为，人类造血干细胞首先出现于胚龄第 2~3 周的卵黄囊，在胚胎早期（第 2~3 月）迁至肝、脾，第 5 个月又从肝、脾迁至骨髓。1963 年，Till 和 McCulloch 发现部分骨髓细胞能够

在接受放疗的宿主脾脏中产生类红细胞和髓样细胞克隆集落，这是第一次证实造血干细胞的存在。在胚胎末期一直到出生后，骨髓成为造血干细胞的主要来源。根据这一观点分析，骨髓移植与动员外周血中的造血干细胞都来自骨髓干细胞池，而胎盘脐带血中的造血干细胞应该是来自上述部位（胎儿的肝脏、脾脏、骨髓），在胎儿循环过程中滞留在脐带血管及胎盘血管网中的。

造血干细胞临床应用最早始于 1957 年。美国华盛顿大学多纳尔·托玛斯教授发现正常人骨髓移植到病人体内，可以治疗造血功能障碍，这一研究成果使托玛斯于 1992 年荣获诺贝尔医学奖。几十年来，骨髓一直是移植用造血干细胞的主要来源。1980 年发现，利用造血细胞刺激因子可以将造血干细胞从骨髓中动员进入外周血中。将富含造血干细胞的外周血单个核细胞移植入体能促进造血功能恢复。动员外周血单个核细胞移植这个技术于 1990 年首先用于临床，造血干细胞回输或移植给他人，使患者重新建立正常的造血与免疫功能。动员外周血干细胞移植是血液系统疾病的重要治疗手段之一，因其避免了供者骨髓穿刺和麻醉的风险，受者造血功能重建快，是目前常用的干细胞采集方式和途径。

脐带血造血干细胞是在 1978 年发现的，动物实验证明脐带血移植后可以重建受体造血和免疫系统。1988 年，法国的 Gluckman 教授首次移植人类第一例脐带血造血干细胞，治疗 Fanconi 贫血获得成功，为脐带血造血干细胞的应用奠定了临床基础。脐带血是胎儿娩出、脐带结扎并离断后残留在胎盘和脐带中的血液，通常是废弃不用的。1993 年国外开始建立脐血库，1998 年国内开始建立脐血库。骨髓库保存的是供者 HLA 分型等资料信息，脐带血库存放的是从血中分离出来的脐带血单个核细胞。

胎盘具有造血功能的观点早已有之。1967 年即有报道小鼠胎盘中含有造血前体细胞。1987 年发现胎盘绒毛膜存在基质和血管前体细胞，1989 年又在胎盘绒毛膜鉴别出分化成血液细胞和血管细胞的血液血管干细胞。大量的研究表明胎盘是一个自主的造血干细胞的起源，从胚胎形成后 3 周开始造血，具有与中胚层中的主动脉-性腺-中肾区（简称 AGM 区）以及卵黄囊一样的造血功能。对胎盘造血干细胞的研究不但能了解造血干细胞的发育过程与调控机制，而且可以提供新的造血干细胞移植细胞来源。因此近 10 多年来，国内外学者对胎盘组织来源的造血干细胞的鉴别、分离和应用进行了大量的研究。2002 年～2006 年期间，国内学者率先发现胎盘组织含有造血干细胞，并对其分离、富集和生物功能进行了研究，但没进一步证明其能在体内重建造血。2005 年，美国波士顿哈弗医学院儿童医院的 Gekas C 等研究者报道小鼠胎盘是一个造血器官，在胚胎发育期间发挥造血功能。2009 年，加州奥克兰研究院的儿童医院的 Frans Kuypers 等人用人类足月的胎盘、人类脐带血以及免疫缺陷的小鼠研究，发现人胎盘含有丰富的造血干细胞，其含量是脐带血中造血干细胞含量的 8～10 倍。进一步研究发现，在胎盘绒毛间质内存在血岛、网状细胞和 $CD34^+$ 细胞，且人胎盘 $CD34^{++}$ 细胞数随着妊娠时间延长而增加，从孕 9 周至足月的胎盘含有多能造血干细胞。在排除胎儿血液循环的影响后，发现胎盘中胚层组织中具有内源造血活性，能够在体外培养过程中产生髓系与红系细胞。遗传缺陷小鼠和 GFP 转基因小鼠的胎盘造血干细胞的解剖学研究表明胎盘是一个自主的造血干细胞的起源，具有和 AGM，卵黄囊一样的造血功能。这些研究表明，胎盘组织造血干细胞有可能解决了骨髓或动员后外周血来源不足，脐带血中造血干细胞数量不够成人使用等技术瓶颈，有望取代骨髓、动员后外周血和脐带血用于异基因或同基因（患儿本人的）造血干细胞移植。

胎盘是一个体积较大的胎儿附属组织，是母体与胎儿间物质交换的器官，也是重要的造血和免疫组织。胎盘可以分羊膜、绒毛膜和底蜕膜等部分，由滋养细胞及间充质和血管共同组成，通过脐带连接母体。胎盘组织中的干细胞在发育学上介于胚胎干细胞和成体干细胞之间。用不同的方法鉴别，发现胎盘实际上含有多种干细胞。通过相应的方法，可以把胎盘中的干细胞分离出来建成干细胞库。基于上述国内外研究成果，北京汉氏联合干细胞研究院的研究团队，利用其创建脐带血造血干细胞库和脐带间充质干细胞库的丰富经验和技术创新能力，于2011年创建了全球首个胎盘组织造血干细胞库。在胎盘造血干细胞分离制备技术上，汉氏联合干细胞研究院可以在3个小时内，完成从胎盘到造血干细胞的分离和冻存工作，且分离过程大部分时间处于2~10℃，能最大限度地保持造血干细胞的活性。最终的检测结果证明，冻存的造血干细胞完全不含有异种血清。这家干细胞研究企业拥有世界领先的技术，通过了严格的ISO9001：2008国际标准体系的认证，在该质控标准下，每个胎盘在符合GMP标准的车间独立空间中操作，避免交叉污染，对检测不合格的细胞予以废弃。在国外，虽然目前尚无胎盘造血干细胞库问世，但美国、英国和加拿大等国家的多个机构正在开发和完善胎盘造血干细胞库的建设。预计在不久的将来，全世界将出现多个胎盘造血干细胞库，以满足临床的实际需求。从长远来看，胎盘组织源造血干细胞可以替代骨髓、外周血、脐带血进行造血干细胞移植。由于胎盘组织中造血干细胞含量较高，所以不但可以用于儿童，还可以用于成人。在工业化程序和质量控制很好的情况下可以用2~3个成人。因此，胎盘造血干细胞库的建立是造血领域的战略性工作，足够的造血干细胞来源将为临床转化应用作出独有的贡献。

前已述及，胎盘含有多种干细胞，其中已经进入临床研究的干细胞是间充质干细胞（mesenchymal stem cells）。作为多能干细胞之一，间充质干细胞不仅具有干细胞的共性即无限增殖能力和多向分化潜能，还具有以下优势：①具有低免疫原性以及免疫抑制作用，这就使得治疗用间充质干细胞不仅可以来源于自体，也可以来源于异体；②具有强大的免疫调节作用，使得移植的间充质干细胞在修复受损组织的同时，还可以调节患者的免疫状态；③具有向特定细胞定向分化的特性，避免了胚胎干细胞等全能干细胞致瘤性风险；④来源非常广泛，骨髓、胎盘脐带为富含间充质干细胞的部位，此外在脂肪、脐带血以及其他成体组织器官中也能分离到间充质干细胞。

胎盘含有现在称为间充质干细胞样的基质细胞最早发现于1977年。随后，大量的研究发现，胎盘的各个部位，如脐带、羊膜、绒毛膜以及底蜕膜均含有间充质干细胞。目前国际上已经有很多胎盘间充质干细胞的临床研究，治疗相关的疾病包括重型再生障碍性贫血、骨髓增生异常综合征、白血病等恶性或非恶性血液疾病，还有2型糖尿病、特发性肺纤维化、强直性脊柱炎、溃疡性结肠炎等非血液系统疾病。

世界上第六大生物制药企业——美国 Celgene 公司的胎盘干细胞治疗药物 PDA-001 已于2010年启动临床Ⅱ期试验，评估细胞疗法对克罗恩病的作用，其目前药物研发中涉及胎盘干细胞的药物，主要针对克罗恩病、多发性硬化症、关节炎、肉状瘤病，分别在一期临床和二期临床。纳斯达克上市的 Pluristem Therapeutics（Nasdaq：PSTI）公司是一家胎盘干细胞药物开发机构。在2008年就完成其胎盘干细胞制备的新药 PLacental eXpanded（PLX）的临床前研究，准备开始人体临床实验，PLX 为 Pluristem 治疗下肢动脉血管疾病的药物，2011年该公司增加 PLX 细胞治疗辐射病的研究，2012年 Pluristem 公司获德国 PEI 批准启动 PLX 细胞Ⅰ/Ⅱ期肌肉再生试验。PLX 细胞疗法目前已经治愈了3位白血病患者。Pluristem 公司目前正向美国食品和药物管理局（FDA）申请，将该 PLX 细胞疗法作为治疗再生障碍性贫血的"罕见病药物"。

在国内，胎盘脐带来源的间充质干细胞的研究也日益如火如荼。中国医学科学院血液学研究所细胞产品国家工程研究中心，于2006年发表了国际领先的脐带间充质干细胞分离技术，同时发明了胎盘脐带间充质干细胞库的构建方法，创建了世界首个胎盘脐带间充质干细胞库。这一技术已在国内外推广，促进了间充质干细胞技术产业化以及临床转化步伐。这个研究团队不但在胎盘脐带间充质干细胞库等工程技术领域领先，而且在转化医学上也作出一些创新性工作。他们在世界上，第一个将胎盘脐带间充质干细胞用于多发性硬化、2型糖尿病等疾病的临床治疗，第一个使用脐带间充质干细胞与半相合造血干细胞共移植治疗了50例难治性恶性血液病和21例再生障碍性贫血患者，取得良好的效果。

所有的科学技术都是在不断发展的，新技术替代老技术是必然的趋势。无论是众多学者的基础研究工作，还是临床应用中的实际佐证，都证明了富含多种珍贵干细胞资源的胎盘组织是未来细胞治疗的优秀种子细胞来源。在临床应用中，移植用干细胞的来源仍然需要根据实际情况做出选择。然而，随着对胎盘造血研究的深入与发展，造血干细胞以及间充质干细胞的来源应向着对供者伤害越小、干细胞数量越多、免疫原性越低的趋势发展。因此，胎盘干细胞有可能为造血干细胞移植和再生医学带来新希望。

作者简介：韩忠朝（1953~　），男，教授，博士生导师，法国医学科学院外籍院士。主要研究方向：血液血管细胞分子生物学以及生物技术的研究。Email：hanzhongchao@hotmail.com。

参 考 文 献

[1] Dancis J, et al. Hematopoietic cells in mouse placenta [J]. Am J Obstet Gynecol, 1968, 100：1110-1121.

[2] Dzierzak E, Robin C. Placenta as a source of hematopoietic stem cells [J]. Trends Mol Med, 2010, 16：361-367.

[3] 周胜利，等. 胎盘组织及血液中含有丰富的造血干/祖细胞 [J]. 中国实验血液学杂志，2002，10：142-147.

[4] 陈代雄，等. 人胎盘造血干/祖细胞及淋巴细胞亚群表型的研究 [J]. 中华血液学杂志，2004，25：175-178.

[5] 刘玉峰，等. 人胎盘组织源造血干/祖细胞的初步研究 [J]. 中国实验血液学杂志，

2006, 14: 98-101.

[6] 章涛, 等. 人胎盘组织造血干/祖细胞的分离富集 [J]. 中国实验血液学杂志, 2006, 14: 955-958.

[7] Alvarez-Silva M, et al. Mouse placenta is a major hematopoietic organ [J]. Development, 2003, 130: 5437-5444.

[8] Gekas C, et al. The placenta is a niche for hematopoietic stem cells [J]. Dev Cell, 2005, 8: 365-375.

[9] Serikov V, et al. Human term placenta as a source of hematopoietic cells [J]. Exp Biol Med (Maywood), 2009, 234: 813-823.

[10] Bárcenaa A, et al. The human placenta is a hematopoietic organ during the embryonic and fetal periods of development [J]. Dev Biol, 2009, 327: 24-33.

[11] Robin C, et al. Human placenta is a potent hematopoietic niche containing hematopoietic stem and progenitor cells throughout development [J]. Cell Stem Cell, 2009, 5: 385-395.

[12] Ottersbach K, Dzierzak E. The placenta as a haematopoietic organ [J]. Int J Dev Biol, 2010, 54: 1099-1106.

[13] Vladimir S, et al. Human term placenta a new abundant source of hematopoietic cells-a potent alternative for cord blood and bone marrow [J]. Exp Biol Med (Maywood), 2009, 234: 813-823.

[14] Kaufmann P, Stark J, Stegner HE. The villous stroma of the human placenta. I. The ultrastructure of fixed connective tissue cells [J]. Cell Tissue Res, 1977, 177: 105-121.

[15] Haigh T, et al. Studies of mesenchymal cells from 1st trimester human placenta: expression of cytokeratin outside the trophoblast lineage [J]. Placenta, 1999, 20 (8): 615-625.

[16] Lu LL, et al. Isolation and characterization of human umbilical cord mesenchymal stem cells with hematopoiesis-supportive function and other potentials [J]. Haematologica, 2006, 91: 1017-1026.

[17] Poloni A, et al. Characterization and expansion of mesenchymal progenitor cells from first-trimester chorionic villi of human placenta [J]. Cytotherapy, 2008, 10: 690-697.

[18] Parolini O, et al. Isolation and characterization of cells from human term placenta: outcome of the First International Workshop on Placenta-Derived Stem Cells [J]. Stem Cells, 2008, 26: 300-311.

［19］Li G, et al. Comparative proteomic analysis of mesenchymal stem cells derived from human bone marrow, umbilical cord, and placenta: implication in the migration ［J］. Proteomics, 2009, 9 (1): 20-30.

［20］Yang ZX, et al. CD106 identifies a subpopulation of mesenchymal stem cells with unique immunomodulatory properties ［J］. PLoS One, 2013, 8 (3): e59354. doi: 10.1371/ journal. pone. 0059354.

［21］Liang J, et al. Allogeneic mesenchymal stem cells transplantation in treatment of multiple sclerosis ［J］. Mult Scler, 2009, 15: 644-646.

［22］Jiang RH, et al. Transplantation of placenta-derived mesenchymal stem cells in type 2 diabetes: a pilot study ［J］. Front Med, 2011, 51 (1): 94-100.

［23］Gong W, Han Z, Zhao H, Wang Y, Wang J, Zhong J, Wang B, Wang S, Wang Y, Sun L, Han Z. Banking human umbilical cord derived mesenchymal stromal cells for clinical use ［J］. Cell Transplant, 2012, 21 (1): 207-216.

［24］Wu Y, et al. Cotransplantation of haploidentical hematopoietic and umbilical cord mesenchymal stem cells with a myeloablative regimen for refractory/relapsed hematologic malignancy ［J］. Ann Hematol, 2013, 92: 1675-1684.

［25］Wu Y, et al. Cotransplantation of haploidentical hematopoietic and umbilical cord mesenchymal stem cells for severe aplastic anemia: Successful engraftment and mild GVHD ［J］. Stem Cell Res, 2013, 12: 132-138.

［26］Li XH, Li XH, Gao CJ, Da WM, Cao YB, Wang ZH, Xu LX, Wu YM, Liu B, Yan B, LI SW, Yang XL, Wu XX, Han ZC. Reduced intensity conditioning, combined transplantation of haploidentical hematopoietic stem cells and mesenchymal stem cells in patients with severe plastic anemia ［J］. PloS One, 2014, Mars 3; 9 (3): e89666.

造血干细胞研究若干进展和思考

程　涛

中国医学科学院/北京协和医学院血液病医院
血液学研究所、实验血液学国家重点实验室

摘要："Yamanaka 因子"（OCT4，SOX2，KLF4 和 c-Myc）能够将来自不同细胞类型的细胞生成诱导性多能干细胞（iPS），然而原发性恶性细胞可以被重新编程为何等多能状态尚未被集中研究。在携带 doxycycline（Dox）调控下表达 Yamanaka 因子的小鼠造血干细胞中，我们通过过表达人类的混合系白血病 AF9（MLL-AF9）融合基因建立了急性髓系白血病（AML）的模型。一旦在培养基中加入 doxycycline，可移植的白血病细胞即被有效地转化成 iPS 细胞，可以形成畸胎瘤并产生嵌合体。有趣的是，大多数嵌合体小鼠自发生成同类型的 AML。此外，无论是 iPS 细胞重编程，还是白血病的重新启动，都可能是来自于同一个白血病起始细胞。RNA-seq 分析显示 MLL-AF9 激活时或重新激活时，白血病和 iPS 细胞之间可逆的基因表达模式互换表明了在推动白血病发生过程中表观遗传因子的有力推动作用。这项研究是在进一步定义 MLL 白血病的致癌分子和重编程因子之间的潜在相互作用中的重要一步。更重要的是，我们的重编程方法可以用于鉴定一系列造血系统恶性肿瘤的特征，从而为临床诊断和治疗发展新的策略。

关键词：Yamanaka 因子，诱导性多能干细胞，急性髓系白血病

造血干细胞研究领域从开始就伴随着临床与基础的紧密结合。20世纪40~50年代对于核辐射病人采用输注血液和骨髓的治疗方法就提

示了造血干细胞的存在。随后 Ernest McCulloch 和 James Till 两位加拿大科学家于 20 世纪 60 年代初建立的小鼠脾结节（CFU-S）实验在单细胞水平证实造血干细胞自我更新和多向分化潜能，这一著名的实验对于实验血液学乃至整个干细胞生物学的发展都起到了重要的奠基作用。

现在大家都在讲转化研究，血液系统是转化医学研究的一个理想对象。转化研究要有一定的基础研究做铺垫，也应先提出重要的科学问题，而不是简单和盲目的临床样本调查。转化研究更多的是对基础研究人员讲的，大多数临床医生本来就在针对临床问题做转化研究。只有基础和临床双方研究人员密切合作，才能做出高水平且能解决临床实际问题的转化医学成果。

干细胞是血液转化医学研究乃至整个医学转化研究的一个重要切入点。我国在干细胞领域与国际相比，起步也不算晚。从 20 世纪 80 年代中期，吴祖泽教授等在《Stem Cells》杂志发表了第一篇干细胞 SCI 论文后，在不到 30 年的时间内，特别是近 10 年来，中国学者在国际顶级刊物发表干细胞论文在量和质上都在大幅度逐年提高，不少成果受到国际同行的瞩目和认可。这一良好势头离不开老一辈科学家打下的基础，也得益于国家近些年来的大量科技投入、人才引进和开放政策。我国干细胞转化研究不但有基础和需求，而且也有更大的潜力。

造血干细胞与大部分血液性疾病特别是恶性血液病关系密切，从一定意义上讲，许多血液病如再障和白血病属于干细胞疾病。如果造血干细胞本身内在缺陷或其"土壤"有问题，就会造成我们临床上见到的一大类骨髓衰竭性疾病，如再生障碍性贫血。如果造血干细胞增殖失控，就可能演变恶化成以白血病为代表的恶性增殖性疾病。因此，造血干细胞的研究还应该加强。下面就正常造血干细胞、微环境和白血病干细胞，结合自己的研究工作体会做个简单介绍。

较其他种类的成体干细胞而言，造血干细胞的表型较为清楚，分化调控也研究的很透。但是，临床脐带造血干细胞移植亟待解决的人造血干细胞体外扩增这一难题至今尚未破解。即便是研究较透的造血干祖细胞分化序列也并非一成不变。如法国的一个研究组最近研究结果证明，骨髓最原始的造血干细胞不需要经过中间的祖细胞环节，能够直接分化成单核细胞。这一结果挑战了当前关于造血干细胞分化等级的学说。从我自己实验室多年来研究造血干细胞细胞周期调控的体会来看，干细胞不是一个简单细胞数量的概念，真正干细胞扩增要用体内移植这一金标准来证实功能上的扩增。干细胞区别于很多分化细胞，它的分裂伴随着多个命运的抉择，这些命运包括自我更新、多向分化、凋亡、休眠以及迁移。这几个生物学特性缺一不可，如果缺少任何一个功能，分离出来的特别是在体外做了培养和基因修饰的工作，便是徒劳。因此，干细胞的研究不仅仅要关注表型，还要更加重视功能的研究。

干细胞微环境研究近 10 余年非常热。现在看来微环境细胞种类很多，细胞间的分子通路也十分复杂。除了开展正常干细胞微环境的生理研究外，应加强在疾病状态下微环境改变及其对干细胞的病理作用研究，从而为提高干细胞移植治疗效果或激发内源性干细胞再生能力提供新的策略。我们近几年的工作表明，在一定时间和范围内，正常造血干细胞的功能在白血病发病过程中完好无损，当分离出来再做二次移植后，其重建造血的能力甚至比对照组还要强。进一步实验提示正常造血干细胞在白血病环境中几乎所有细胞都进入休眠状态，因而保全其自我更新和分化潜能。

关于白血病干细胞，我想着重讨论一下它的概念和方法学。从白血病干细胞到实体肿瘤干细胞的概念引入不是简单地指肿瘤干细胞就等于正常干细胞的恶变，而是强调利用干细胞生物学的基本理论和方法来剖析肿瘤。iPS 相关技术将为我们进一步研究白血病的干性提供一个新的视角和手段。肿瘤发生和 iPS 重编程过程有交叉，iPS 几个诱导因子都和肿瘤发生有关，另外，p53 和 Rb 两个通路也为肿瘤发

生和 iPS 重编程所共享。既然如此，肿瘤细胞应该更容易重编程为
iPS 细胞。其实不然，且诱导效率很低。我们最近的工作证明某些种
类小鼠白血病细胞在一定条件下可以重编程为几乎正常的 iPS 细胞，
且白血病来源的 iPS 细胞可以形成嵌合体小鼠。有趣的是，嵌合体小
鼠能自发产生同样类型的白血病。这一模型将为研究白血病表观遗传
学和揭示白血病干细胞的本质提供了一个有价值的工具。

作者简介：程涛（1963～　　），男，教授。主要研究方向：血液
学。Email：chengt588@ gmail.com。

参 考 文 献

［1］Yuan W，et al. Stem Cell Science on the Rise in China. Cell Stem Cell，2012，10（1）：
12-15.

［2］Tao Cheng. Toward "SMART" Stem Cells. Gene Therapy，2008，15（2）：67-73.

［3］Cheng T. Cell cycle inhibitors in normal and Tumor stem cells. Oncogene，2004，23
（43）：7256-7266.

［4］Hu X，et al. Kinetics of normal hematopoietic stem and progenitor cells in a Notch1-in-
deuced leukemia model. Blood，2009，114（18）：3783-3792.

［5］Yu H，et al. Inactivation of PUMA protects stem cells and confers long term survival in re-
sponse to high dose r-irradiation. Blood，2010，115（17）：3472-3480.

［6］Liu Y，et al. Reprogramming of MLL-AF9 leukemia cells into pluripotent stem cells. Leu-
kemia，2013，doi：10. 1038/leu. 2013. 304.

白血病干细胞的起源和在 niche 中的克隆性演化

洪登礼

上海交通大学医学院

摘要：机体发育不同阶段造血部位是不一样的，出生之前主要在胎盘和肝脏，出生后主要在骨髓。因此造血干细胞（hematopoietic stem cell，HSC）有一个迁移的过程：从胎盘转到胎肝最后到骨髓。这个过程在血液系统疾病发病学上非常重要，我们课题组的研究主要是围绕这个过程。在任何一个造血部位，造血干细胞和它所处的微环境两方面组成一个造血功能单元（functional unit），双方都受到严格调控，任何一方出现问题，就会形成再生不良（如再生障碍性贫血）或异常增生（形成白血病）。

研究白血病干细胞（leukemic stem cell，LSC）的起源缺乏可靠的研究系统。前白血病干细胞（pre-leukemic stem cel，Pre-LSC）的发现为白血病发病学研究提供了契机。我们在一对英国的双胞胎儿童血细胞中鉴定了 LSC 和 pre-LSC，双胞胎儿童同有 TEL-AML1 融合白血病基因，形成 pre-LSC，出生后一位因发生第二次突变（TEL 基因缺失）而形成 LSC。TEL-AML1 起源于干细胞（HSC）或是已经失去自我更新能力的祖细胞还不清楚，我们与上海儿童医学中心合作研究了这个问题。

取病人白血病细胞与正常脐带血细胞进行比较，表达谱和生物信息学分析发现，不同表型的白血病细胞群的表达谱特征都与早期的造血祖细胞类似，说明发病学两个很重要的问题。第一，白血病细胞的免疫表型不能反映它的分化阶段，提示 临床用很多的免疫表型来监测 MRD 不一定准确，一些 MRD 阳性的病人其实不复发，相反 MRD 阴性的病人也会复发，这也给我们提示不能依赖（或过分依赖）于免疫表型去监测 MRD。第二，LSC 不可能起源于不同阶段的祖细胞，而只能是起源于有自我更新能力的干细胞。进一步的功能试验证实只有 HSC 才可以被 TEL-AML1 转变成一个 Pre-LSC。因此提出，此类白血病起源于干细胞，因此证实传统的淋巴祖细胞起源观念是不准确的。

根据上述发现，延伸研究我们有发现并提出了肿瘤干细胞（cancer stem cell，CSC）重建的新模型，即演化模型。同时研究 TEL、AML、PAX5 基因突变的特征和发生先后，病人白血病细胞存在多个亚克隆（sub-clone），不同亚克隆之间有一个树枝状的演化关系。可以用这个演化关系构建 CSC 或 LSC 的新模型：CSC 或 LSC 是存在的，只有这些干细胞才可以重建肿瘤或白血病，并且每个亚克隆中都有 CSC 或 LSC，因此必须清除所有亚克隆 CSC 或 LSC 才能治愈肿瘤和白血病。

LSC 会躲藏在骨髓不同的微环境（即所说的 niche）中逃避治疗。我们采用了先进的成像等技术，研究发现当正常的骨髓结构没有破坏的时候，LSC 会"躲"在正常的骨内膜和血管周围，一旦正常的微环境被破坏以后，LSC 就"躲"在异常的骨内膜和血管周围内，即我们新鉴定的微环境（NSM-niche）。进一步研究证实，针对白血病骨内膜和血管周围的保护机制进行干扰，就会使化疗效果明显改善。

我们与儿童医学中心合作，研究一些诱导化疗后的患者，包括部分缓解和完全缓解的患者。在 20 例部分缓解的病人中有 15 例可以看到典型的微环境结构。此骨内膜和血管周围所保护的细胞高表达早期血细胞的标志分子和耐药蛋白。在完全缓解的正常病人中，这个结构是不存在的。因此建议，在白血病治疗的早期要预防该骨内膜和血管周围的形成，可以提升化疗效果。

关键词：白血病干细胞，骨髓微环境，克隆性演化

在胚胎发育的早期，为了满足胚胎迅速生长发育的需要，在胚胎的胚外卵黄囊出现了原始的造血。循环系统建立以后，造血干祖细胞随着血液流动发生迁移，定位到不同的组织进行增殖和分化，于是在胚胎发育过程中有一系列的组织连续发生造血，最后造血干祖细胞迁移至骨髓长期造血。在胚胎发育过程中主要的造血中心有卵黄囊、主动脉-性腺-中肾（AGM）区域、肝脏和骨髓，近年来发现胎盘也是重要的造血组织。由于伦理、技术限制等问题，对人类胚胎造血的研究较少，但胚胎造血在人类和小鼠之间具有高度保守性，因此通常以小鼠为模型研究胚胎造血。

人胚胎造血起始于胚胎发育第 3 周的卵黄囊血岛，但是卵黄囊是否能够原位产生造血干细胞尚不清楚。在人胚胎发育的第 27 天，胚胎背主动脉和卵黄囊动脉的腹壁上有成簇造血干细胞的出现，被认为是个体发育过程中最早出现的造血干细胞。对小鼠造血的研究发现，在卵黄囊造血之前，中胚层原条的成血管祖细胞能够分化成原始造血祖细胞，这些造血祖细胞可分化产生原始红细胞，是卵黄囊造血祖细胞的来源，但成血管内皮细胞不能分化产生造血干细胞。

卵黄囊是最早的造血器官。在人胚胎发育的第 16~18.5 天，胚外卵黄囊中胚层细胞形成最原始的造血中心（即血岛），卵黄囊造血主要生成原始红细胞（primitive erythroblast），也会生成少量的巨噬细胞和巨核细胞。与骨髓中的幼稚红细胞（definite erythroblast）不同，卵黄囊的原始红细胞体积大，有核，合成胚胎时期血红蛋白，并且表达表面分子糖蛋白 A。卵黄囊造血的功能实验证明在胚胎发育的 4.5 周，卵黄囊存在多种类型的造血祖细胞，包括 CFU-GEMM、CFU-GM、BFU-E 和 CFU-E 祖细胞。自 4.5 周以后，这些祖细胞的频率开始下降，至胚胎发育的第 60 天，卵黄囊造血完全消失。伴随心脏的跳动，循环系统建立，卵黄囊的造血祖细胞通过卵黄囊静脉迁移至肝

脏，在肝脏进行短暂的微弱造血。对小鼠造血的研究发现，早期卵黄囊不存在能够重建的造血干细胞，在卵黄囊造血的后期才可检测到造血干细胞的存在，但这些造血干细胞可能来自 AGM 区域，因此卵黄囊能否原位产生造血干细胞尚存在争议。

AGM 是最早产生造血干祖细胞的组织。在人胚胎发育的第 24 天，胚胎背主动脉壁和卵黄囊动脉壁可检测到造血干细胞的存在，这些造血干细胞移植至有极度免疫缺陷的 NOD/SCID 小鼠后可长期维持造血。人胚胎发育的第 30 天，AGM 区域的造血干祖细胞经脐动脉至胎盘，然后由胎盘经脐静脉迁移至肝脏，在肝脏进行大量的增殖和分化。

胎盘是胚胎发育过程中介于 AGM 造血和肝脏造血之间的又一个造血组织。体外克隆形成实验（CFC）表明，在人胚胎发育的第 6 周左右，胎盘的血细胞培养可检测到红-髓系克隆，胚胎发育的第 9 周，胎盘血细胞中 CFU-GM 和 CFU-GEMM 的比例明显增加。并且研究发现第 9 周及之前的 CFU-GM 和 CFU-GEMM 存在于 CD34 阴性细胞群，至胚胎发育的第 15 周，这些祖细胞存在于 CD34 阳性细胞群。NOD/SCID 小鼠的移植实验表明，胎盘中胚胎来源的造血干细胞可长期造血并可分化成多种细胞类型，但胎盘中的造血干祖细胞是否有原位产生尚不清楚。

肝脏是胚胎的主要造血器官，造血干细胞在这里大量的增殖分化造血。但是研究发现肝脏不能原位产生造血干细胞。在人胚胎发育的第 23 天，卵黄囊来源的造血祖细胞首次迁移至肝脏并在这里克隆增殖，进行短暂的造血，在此时肝脏的血窦可检测到少量分散的红-髓系细胞；胚胎发育的第 30 天，AGM 来源的造血干祖细胞经脐带和胎盘迁移至肝脏，在肝脏大量的增殖和分化造血，此时的肝脏成为主要的造血器官，在肝脏原基可检测到能够长期维持造血的 CD34 阳性造血干祖细胞存在。

肝脏的造血干祖细胞迁移至骨髓后，骨髓开始造血。出生后，骨髓成为主要的造血器官。骨髓造血起始于人胚胎发育的第 11 周，骨髓中最早出现的血细胞是 CD15 阳性的髓系血细胞，随后出现 A 型糖蛋白红细胞，但这些细胞不是由 CD34 阳性的造血干祖细胞分化而来，而是来自定向祖细胞，至人胚胎发育的第 16 周，骨髓中才检测到造血干细胞的存在。出生后，骨髓成为主要的造血组织。

因此概括来说，机体发育不同阶段造血部位是不一样的，出生之前主要在胎盘和肝脏，出生后主要在骨髓。因此造血干细胞（hematopoietic stem cell，HSC）有一个迁移的过程：从胎盘转到胎肝最后到骨髓。这个过程在血液系统疾病发病学上非常重要，我们课题组的研究主要是围绕这个过程。在任何一个造血部位，造血干细胞和它所处的微环境两方面组成一个造血功能单元（functional unit），双方都受到严格调控[1~4]，任何一方出现问题，就会形成再生不良（如再生障碍性贫血）或异常增生（形成白血病）[4~6]。

研究白血病干细胞（leukemic stem cell，LSC）的起源缺乏可靠的研究系统。前白血病干细胞（pre-leukemic stem cel，Pre-LSC）的发现为白血病发病学研究提供了契机。我们在一对英国的双胞胎儿童血细胞中鉴定了 LSC 和 pre-LSC，双胞胎儿童为同卵双生，同有 TEL-AML1 融合白血病基因，断裂连接点附近序列完全一致。该融合基因的形成，使造血细胞发生转化，形成前白血病克隆，由 pre-LSC 所维持。我们在那位"正常"小孩外周血细胞中检测到前白血病细胞，其中一小群（50 万分之一的比例）细胞是正常血组织不存在的，有特殊的免疫表型 $CD34^+CD38^-CD19^+$。流式分离这群细胞，检测到 TEL-AML1 的表达。出生后另外一位小孩因发生第二次突变（TEL 基因缺失）而形成显性的白血病，在她的白血病细胞中，我们检测到同样表型的细胞群，即 LSC。比较 pre-LSC 和 LSC，pre-LSC 的免疫球蛋白基因只有 DJ 重排，而无 VDJ 重排，并且不表达 CD10；然而 LSC 既有 DJ 重排，又有 VDJ 重排，并且表达 CD10，这些实验结果表明在发育过程中，pre-LSC 早于 LSC。同时克隆它们的 DJ 片段并测序，发现它们的序列高度一致，这充分证明了 LSC 是从 pre-LSC 转化而来的。这也是世界上首次提供直接证据证明白血病克隆是从前白血病克隆演化而来[7, 8]。

对于急性淋巴细胞性白血病（acute lymphoblastic leukemia，ALL），有一个很关键的发病学问题没有解决：白血病细胞是克隆性起源与造血干细胞还是起源造血祖细胞？对于 TEL-AML1 相关 ALL[6]，TEL-AML1 起源于干细胞（HSC）或是起源与已经失去自我更新能力的祖细胞还不清楚，我们与上海儿童医学中心合作研究了这个问题。

取病人白血病细胞与正常脐带血细胞进行比较，根据特征性的免疫表型，高纯度地分选出 HSC、early lymphocytic progenitor containing population（ELPCP）、pro-B、pre-B immature/mature-B 等细胞群。检测它们的自我更新诸基因和 B 细胞发育诸基因的表达谱，利用生物信息学方法分析，出乎意料地发现，不同表型的白血病细胞群的表达谱特征都与早期的造血祖细胞（ELPCP）类似，这些结果说明了发病学两个很重要的问题[9]。第一，用于区分正常血细胞不同分化阶段的免疫表型，已经不能在白血病细胞反映它的分化阶段，同时也提示，临床上用不同的免疫表型组合来监测微小残留病（minimal residual disease，MRD）不一定准确。临床的资料也支持我们的判断，一些 MRD 阳性的病人其实不复发，相反 MRD 阴性的病人也会复发，这也给我们提示不能依赖（或过分依赖）于免疫表型去监测 MRD，值得临床医师的关注和仔细研究。

ALL 白血病细胞和正常脐带血细胞基因表达谱比较的结果提示的第二个发病学问题是，LSC 不可能起源于不同阶段的祖细胞，而只能是起源于有自我更新能力的干细胞。这与传统的观念和科研判断正好相反，传统认为 TEL-AML1 等致白血病基因是起源与淋巴祖细胞。为了进一步证实我们的科学发现，我们做了详细的功能靶向实验。将 TEL-AML1 分别导入正常脐带血 HSC、ELPCP、pro-B 细胞后，移植给

NOD-SCID 等免疫缺陷小鼠，或种植与 MS-5 基质细胞所支持的培养体系。实验结果提示，只有 HSC 才可以被 TEL-AML1 转变成一个 Pre-LSC。因此证明，此类白血病起源于干细胞。为了进一步证明自我更新能力是否 TEL-AML1 起源细胞所必需的，我们用慢病毒载体介导的 iRNA 将 HSC（lin-CD34$^+$CD38$^-$）的自我更新基因 BMI1 的表达敲除，细胞失去干细胞功能，再转入 TEL-AML1，无论体内和体外都不能形成前白血病，进一步证实 TEL-AML1 必需起源于有自我更新能力的干细胞。因此证实传统的淋巴祖细胞起源观念是不准确的。

　　白血病克隆一旦形成，克隆的结构是怎样的呢？其中的 LSC 在维持疾病和复发中有怎样的作用呢？根据我们上述在 ALL 的一系列发现，延伸 TEL-AML1 相关白血病的研究，我们有发现并提出了肿瘤干细胞（cancer stem cell，CSC）重建的新模型，即演化模型。利用多色的 DNA 原位杂交技术（multi-color FISH），可以在同一个细胞同时研究 TEL、AML、PAX5 等多个基因突变的特征，并分析它们的发生先后。我们的合作者再一次惊奇地发现：在同一病人的白血病细胞中存在多个亚克隆（sub-clone），不同亚克隆之间有一个树枝状的演化关系，并且，每一个亚克隆都含有 LSC。这个演化关系提示了 CSC 或 LSC 的新模型：CSC 或 LSC 是存在的，只有这些干细胞才可以重建肿瘤或白血病，并且每个亚克隆中都有 CSC 或 LSC，因此必须清除所有亚克隆 CSC 或 LSC 才能治愈肿瘤和白血病。这一模型的提出因此结束了两个传统 CSC 模型间的争论，即分级模型（hierarchy model）和随机模型（stochastic model）之间的互相排斥，根据亚克隆演化模型，这二者是可以同一的[10, 11]。未来的研究重点是要找到致使疾病复发的亚克隆，并鉴定该亚克隆的 LSC，寻找靶向该亚克隆 LSC 的有效方法。

　　LSC 亚克隆的形成是在骨髓不同的微环境（即所说的 niche）中进行的，并且 LSC 会躲藏在骨髓不同的 niche 中逃避治疗。我们利用先进的"人性化"NOD-SCIDIL2RG^{null}（NOG）小鼠建立白血病模型[7, 8, 10]，采用了先进的成像等技术进行研究。将 GFP 标记的白血病细胞移植给 NOG 小鼠后，观察到白血病细胞在骨内膜附近的血管周归巢到微环境，随着白血病细胞的不断浸润，会不同程度破坏正常骨内膜和血管周围，包括骨内膜 niche 和血管周骨内膜和血管周围。给予不同阶段的白血病小鼠化疗，发现当正常的骨髓结构没有破坏的时候，LSC 会"躲藏"在正常的骨内膜和血管周围，一旦正常的微环境被破坏以后，LSC 在化疗的刺激下会动员骨髓基质细胞，建立自身的骨内膜和血管周围进行躲藏，即我们新鉴定的微环境（NSM-niche）[12]。进一步研究，用不同的途径，针对白血病骨内膜和血管周围的保护机制进行干扰，就会使化疗效果明显改善。

我们与上海儿童医学中心血液肿瘤科、上海市第六人民医院血液科、瑞金医院血液科进行合作，研究一些诱导化疗后的 ALL 白血病患者，包括部分缓解和完全缓解的患者。取他们的骨髓活检组织进行免疫组织化学等项目研究，发现在 20 例部分缓解（partial remission）或不缓解（non-remission）的病人中有 15 例可以看到典型的微环境结构。此 niche 所保护的白血病细胞高表达早期造血细胞的标志分子和耐药蛋白。在完全缓解（complete remission）的病人中，这个结构是不存在的。因此建议，在白血病治疗的早期要预防该 niche 的形成，可以提升化疗效果。

总之，对白血病干细胞的克隆性起源和演化进行深入研究，已经并继续带来白血病甚至肿瘤研究的重大突破，提出新的治疗策略，为最终能治愈白血病做出贡献。

作者简介：洪登礼（1968 ~ ），男，研究员。主要研究方向：①干细胞在肿瘤（特别是儿童白血病）起始和发展过程中的克隆性演化和表观遗传调控；②造血干细胞在生理和病理性 niche 中的功能和基因组稳定性；③重编程造血干细胞在医学上的应用。E-mail：dlhong@ shsmu.edu.cn。

参 考 文 献

[1] Gupta R, et al. NOV（CCN3）functions as a regulator of human hematopoietic stem or progenitor cells [J]. Science, 2007, 316（5824）: 590-593.

[2] Pina C, et al. MLLT3 regulates early human erythroid and megakaryocytic cell fate [J]. Cell Stem Cell, 2008, 2（3）: 264-273.

[3] Tipping AJ, et al. High GATA-2 expression inhibits human hematopoietic stem and progenitor cell function by effects on cell cycle [J]. Blood, 2009, 113（12）: 2661-2672.

[4] Wang L, et al. Fev regulates hematopoietic stem cell development via ERK signaling [J]. Blood, 2013, 18; 122（3）: 367-375.

[5] Enver T, et al. Cell, 1998, 94（1）: 9-12.

[6] Zelent A, Greaves M, Enver T. Role of the TEL-AML1 fusion gene in the molecular pathogenesis of childhood acute lymphoblastic leukaemia [J]. Oncogene, 2004, 23（24）: 4275-4283.

[7] Ford AM, et al. The TEL-AML1 leukemia fusion gene dysregulates the TGF-beta pathway in early B lineage progenitor cells [J]. J Clin Invest, 2009, 119（4）: 826-836.

[8] Hong D, et al. Initiating and cancer-propagating cells in TEL-AML1-associated childhood leukemia [J]. Science, 2008, 319（5861）: 336-339.

[9] Fan D, et al. Stem Cell Programs are Retained in Human Leukemic Lymphoblasts [J]. Oncogene, 2014.

[10] Anderson K, et al. Genetic variegation of clonal architecture and propagating cells in leukaemia [J]. Nature, 2011, 469（7330）: 356-361.

[11] Dick JE. Stem cell concepts renew cancer research [J]. Blood, 2008, 112（13）: 4793-4807.

[12] Duan C, et al. Leukemia Propagating Cells Rebuild an Evolving Niche in Response to Therapy [J]. Cancer Cell, 2014, 25（6）: 778-793.

异基因造血干细胞移植后白血病复发的机制研究和防治策略新进展

黄　河

浙江大学医学院附属第一医院

摘要： 我们基于国内外最新研究进展，针对影响 Allo-HSCT 疗效的首要障碍——移植后复发，以白血病自身生物学特性与机体抗白血病免疫的内外调控机制为切入点，从 Allo-HSCT 后供者细胞来源白血病复发机制、患者自身细胞来源的白血病复发中是否存在复发相关基因突变和白血病细胞克隆演变等方面开展白血病移植后复发的基因分子生物学机制研究；另一方面基于中国人群遗传背景、在接受 Allo-HSCT 的白血病患者及其干细胞供者中开展一系列参与移植后 GVL 反应的重要分子的基因型与移植后白血病复发风险的关系研究，以期发现导致移植后白血病细胞免疫逃逸的关键分子。

关键词： 异基因造血干细胞移植，复发，基因突变，移植物抗白血病

截止 2013 年 10 月，全球接受自体和异基因造血干细胞移植（hematopoietic stem cell transplantation，HSCT）治疗的患者例数超过了 100 万，这是造血干细胞移植领域一个具有里程碑意义的重要标志。但是，目前全球异基因造血干细胞移植（allogeneic HSCT，Allo-HSCT）患者的总体生存率仍在 50%~60% 左右，移植后疾病复发是导致移植病患死亡的首要原因。国际骨髓移植登记组织（the Center for International Blood and Marrow Transplantation Research，CIBMTR）对

2003~2008 年移植病患死亡原因的数据分析显示，在 HLA 相合同胞供者移植中复发导致的死亡占 43%，在无关供者移植中占 35%。尽管过去 30 年 Allo-HSCT 治疗技术已取得令人瞩目的进步，但对如何减少 Allo-HSCT 后疾病复发及提高复发患者生存率仍进展甚微，原因在于 Allo-HSCT 后白血病复发的确切分子机制迄今不明。

1. 供者细胞白血病

异基因造血干细胞移植不同于普通化疗的独特生物学机制在于移植后植入的供者免疫活性细胞（T 细胞和 NK 细胞）发挥移植物抗白血病（graft versus leukemia，GVL）效应，清除残留白血病细胞，达到治愈白血病的作用。Allo-HSCT 后白血病复发分为两大类，一类复发的白血病细胞来源于正常的供者细胞，称为供者细胞白血病（donor cell leukemia，DCL），另一类 90% 以上 Allo-HSCT 后复发的白血病细胞仍来源于患者自身细胞。DCL 是移植后较为少见的复发形式，发生率为 0.13%~5%，自 1971~2006 年，全球共报道 49 例 Allo-HSCT 后 DCL[1,2]。DCL 确切机制仍不明确，正常供者造血干/祖细胞的癌基因转化被认为是 DCL 发生的关键环节，因此 DCL 是研究白血病发生机制不可多得的最佳体内模型。

我们在前期研究中设想在 DCL 病理过程中存在肿瘤"二次打击"模型，通过对临床发生移植后 DCL 患者的一系列动态标本，包括患者白血病初诊骨髓标本、化疗后完全缓解骨髓标本、移植前持续缓解期骨髓标本、移植后缓解期骨髓标本、移植后发生 DCL 时骨髓标本和患者口腔黏膜标本，以及其健康供者骨髓、外周血和口腔黏膜标本，检测是否动态发生目前已明确的、在白血病发生机制中起关键作用的两种类型基因突变：Ⅰ类突变包括 FMS 样酪氨酸激酶 3 基因（fms-related tyrosine kinase 3 gene，FLT3），成神经细胞瘤 RAS 病毒致癌基因（neuroblastoma RAS viral oncogene homolog Gene，NRAS），Ⅱ类突变包括转录因子 CCAAT 增强子结合蛋白 α 基因（CCAAT enhancer-binding protein gene，CEBPA），髓系-淋系或混合系白血病基因（mye-loid-lymphoid or mixed-lineage leukemia gene，MLL），核磷蛋白基因（nucleophosmin gene，NPM1）。结果发现，健康供者的造血干细胞带有 CEBPA 基因家族性突变（584_ 589dup）（"一次打击"），但未引起白血病；敏感的供者干细胞在特殊的患者体内环境中获得了 CEBPA 基因的另外 2 个位点突变（247dupC 和 914_ 916dup）（"二次打击"），最终恶性克隆转化成白血病细胞。本研究首次证实在移植后供者细胞来源的白血病复发中存在供者正常干/祖细胞动态获得关键功能基因——CEBPA 基因多点突变，从而发生恶性克隆转化为白血病细胞，首次揭示 Allo-HSCT 后供者细胞来源的白血病复发中存在多重基因突变打击机制，前期研究结果已经以第一作者发表在血液学专业顶级期刊《Blood》杂志（IF9.898）[3]。

我们进一步对已发现的 3 个突变体进行了功能研究：结果发现：CEBPA 基因 N′端移码突变（247dupC）产生的截短的 C/EBPα-30KDa 蛋白具有 Ⅰ类突变的作用，使细胞凋亡障碍，赋予细胞无限增殖的能力。影响 TAD2 功能区的 CEBPA 基因 N′端家族性突变（584_ 589dup）影响 C/EBPα 蛋白的周期阻滞功能。CEBPA 基因 C′端突变对 C/EBPα 蛋白抑制增殖、诱导凋亡和促进分化的功能均有损害，可能同时具有 Ⅰ类和 Ⅱ类突变的作用。我们的结果提示 CEBPA 基因不同位点突变在白血病发生的病理过程中，分别发挥 Ⅰ类突变和 Ⅱ类突变的作用。这部分研究内容将在 2013 年美国血液学年会上做壁报交流。

2. Allo-HSCT 后患者自身细胞来源的白血病复发

在异基因造血干细胞移植后白血病复发中，90% 以上复发的白血病细胞仍来自于患者自身细胞，因此既往研究普遍认为白血病干细胞或放/化疗耐药白血病细胞克隆残留是此类复发的根源，但是该理论并不能完全阐释白血病复发机制。白血病干细胞（leukemia stem cell，LSC）具有自我更新和定向归巢能力，集中存在于骨髓中抗癌药物难以达到的微环境，因此被认为是白血病复发的主要根源[4~6]。然而，到目前为止，LSC 仍缺乏单一特异性的分子标记，其分离采用相对特异性标记进行联合筛选，尤其对于急性淋巴细胞白血病（acute lymphoblastic leukemia，ALL）的 LSC 表型，不同研究中心的报道存在很大差异，尚无一致认可的表型标记[7~9]，因此，仍有相当部分研究者质疑是否存在 LSC。

此外，随着新近人类全基因组测序技术的发展，多项发表在《Science》、《Nature》的研究发现急性白血病在化疗后复发时，复发的恶性细胞克隆与初发克隆具有不同的基因背景，绝大部分复发克隆是由正常前体细胞或初发白血病细胞进一步获得新的基因突变后演变而来，从初发到复发过程中白血病细胞克隆发生了克隆演变。Mullighan CG 等发表在 2008 年《Science》杂志的研究中，利用全基因组单核苷酸多态性基因芯片（single-nucleotide polymorphism（SNP）arrays），通过比对分析 61 例儿童 ALL 患者初发和化疗后复发时的白血病细胞的全基因组基因拷贝数异常（copy number abnormalities，CNAs）与杂合性缺失（loss of heterozygosity，LOH），来判断复发白血病细胞的克隆起源，结果显示（图 3.1），仅有 8% 儿童 ALL 患者化疗后复发的白血病细胞克隆与初发克隆完全一致，34% 的患者复发的白血病细胞克隆是由初发克隆进一步获得了新的基因缺失等突变后演变而来，52% 的患者复发的白血病细胞克隆则起源于早期的正常前体细胞，6% 的患者复发的白血病细胞克隆则与初发克隆具有完全不同的基因背景，是由更早期的正常干/祖细胞获得特异性基因突变演变而来[10]。Li Ding 等利用全基因组测序技术比对分析了 AML 初发和化疗后复发时的白血病细胞同样证实复发克隆获得新的基因突变，从初发到复发过程中发生了克隆演变[11]。

对这种类型的移植后复发，我们设想在 Allo-HSCT 中，最终导致复发的白血病细胞在化疗、移植预处理和移植后 GVL 效应等多重清除选择过程中更容易被诱导获得新的基因突变。我们为发现与成人

ALL 移植后复发相关的基因突变和明确在成人 ALL 从初诊到移植后复发过程中是否存在白血病细胞克隆演变，我们选择临床最常见 ALL 类型——Ph 染色体阴性（Ph⁻）、正常核型的前体 B 细胞型 ALL，首次利用全基因组外显子测序技术，在全基因组范围内对患者初诊白血病细胞、移植前处于化疗后完全缓解期的血液细胞和 allo-HSCT 后发生复发时的白血病细胞进行基因背景分析，发现 ALL 从初诊到 allo-HSCT 后复发过程中存在 3 种白血病细胞克隆演变模式，第一种模式中，患者移植后复发的白血病细胞与初发白血病细胞具有完全相同的基因背景，复发克隆来自原发克隆，是原发克隆的再活化。第二种模式中，患者移植后复发的白血病细胞与初发白血病细胞具有某些相同的基因背景，可能起源于初发克隆中少数克隆或亚克隆，进一步获得新的基因突变而成为优势克隆。第三种模式中，患者移植后复发的白血病细胞与初发白血病细胞具有完全不同的基因背景，可能是由正常干/祖细胞获得特异性基因突变后产生的新的、恶性克隆。我们进一步将通过全基因组外显子测序获得的可能与 ALL 移植后复发相关的 25 个基因突变位点所涉及的 23 个基因，在验证组患者标本中进行验证，并结合生物信息学、基因功能分析，筛选出与 Ph⁻、正常核型前体 B 细胞型 ALL 发生 Allo-HSCT 后复发相关的 PTPN21 基因突变。这部分研究结果在 2013 年美国血液学年会上发表口头报告。

3. Allo-HSCT 后白血病复发的免疫逃逸机制

Allo-HSCT 后白血病复发还存在另一方面不容忽视的因素—白血病细胞如何逃逸移植后 GVL 效应。我们为发现影响移植后异源反应性 T 细胞和 NK 细胞活性的关键分子，首次基于中国人群遗传背景、在本中心接受 Allo-HSCT 的白血病患者及其干细胞供者中开展了一系列参与移植后 GVL 反应的重要分子包括：细胞因子——TNFα 及其受体、IFNγ、转化生长因子 β（transforming growth factor-β，TGFβ）及其受体、IL-10；免疫细胞受体—NKG2D 和 T 细胞表面最重要的共刺激分子——CD28、ICOS 和 CTLA-4；免疫效应分子——粒酶 B（Granzyme B）、Fas 及其配体；天然免疫相关分子——Toll 样受体（TLR1、TLR2、TLR3、TLR8、TLR9）等的基因型与移植后白血病复发风险和移植疗效的关系研究，以期发现导致 GVL 反应个体差异性、影响移植后复发风险的关键分子，对指导移植前个体化风险评估和指导最佳供者选择、制定个体化的免疫预防和治疗的方案具有重要意义。研究结果已经以第一作者发表在国际造血干细胞移植权威期刊《Haematologica》[12]（IF6.424）、 《Bone Marrow Transplantation》[13]（IF3.746）和《Biology of Blood and Marrow Transplantation》[14,15]（IF3.873）。目前在国家自然科学基金重大资助项目的支持下正在进一步研究 NKG2D 和 T 细胞表面最重要的共刺激分子在免疫识别和免疫逃逸当中的作用。

4. Allo-HSCT 后白血病复发的干预

如何尽早地预测复发的高危因素并积极干预是减少复发的关键环节。我们最新的研究数据表明，急性淋巴细胞白血病患者在第一次缓解后接受异基因造血干细胞移植与继续化疗巩固的患者比较，造血干细胞移植可以显著提高患者的长期生存，3 年的无病生存为 56% vs 25%。但还是有 50% 左右的病人因为各种原因死亡。我们发现病人化疗诱导以后第一次缓解时以流式细胞术微小残留病灶很有意义。将微小残留病灶分为小于 0.02%、0.02%~0.2%、大于 0.2% 的 3 组，会发现在化疗中这 3 组患者的预后有显著差异，在造血干细胞移植以后这 3 组病人也有差异，但在微小残留病灶为 0.02%~0.2% 之间、大于 0.2% 的患者中造血干细胞移植显著改善了患者的预后。在异基因造血干细胞移植时的微小残留病灶水平对移植预后判断也具有重要的影响。这项工作在 2013 年美国血液学年会上做口头报告，并且 High Light 内容应邀参加 ASH 会后在新加坡举办的 Asia ASH High Light 会议交流。

在进行造血干细胞移植以后，一旦出现分子学的复发或者是微小残留病灶的复发，就要及早地进行免疫治疗来提高疗效。造血干细胞移植后，免疫治疗是非常重要的手段。到目前为止，我们关注的是能不能在造血干细胞移植中起到作用的 γδ 调节性 T 细胞，如果用地西他滨来诱导会产生非常高的增殖倍数和纯度。这些工作提示在今后的造血干细胞移植过程当中用免疫治疗来进一步提高疗效的前景。另外，杀伤性的 γδT 细胞能不能应对难治复发的病人？通过研究发现，经过体外扩增诱导的杀伤性 γδT 细胞对难治的白细胞株有明显的杀伤作用，并且靶向药物达沙替尼可以显著增强这种作用。这部分研究内容我们刚发表在最近一期的《Leukemia》[16] 杂志上。

造血干细胞移植后复发是最近几年在国际上备受关注的重要科学问题。美国 NIH 从 2009 年开始组织了全球科学家联合攻关，在 NIH 召开了第一届造血干细胞移植复发的工作组会议，黄河教授有幸作为亚洲 APBMT 的两位成员之一参加了会议。在 2011 年的 11 月 NIH 召开的第二届造血干细胞移植复发的工作组会议上，我们的研究策略和研究结果应邀在大会上做了口头报告。我们相信，造血干细胞移植复发和化疗复发有很多的共同点，从发病机制、耐药机制、免疫调控和微环境机制入手进行深入的研究，必将会推动临床造血干细胞移植技术的进步。

作者简介：黄河（1961～　），男，教授。主要研究方向：血液病学的临床和基础研究。Email：hehuangyu@ 126.com。

参　考　文　献

[1] Hertenstein B，et al. Development of leukemia in donor cells after allogeneic stem cell transplantation-a survey of the European Group for Blood and Marrow Transplantation（EB-MT）. Haematologica，2005，90：969-975.

[2] Sala-Torra O, et al. Evidence of donor-derived hematologic malignancies after hematopoietic stem cell transplantation. Biol Blood Marrow Transplant, 2006, 12: 511-517.

[3] Xiao H, et al. First report of multiple CEBPA mutations contributing to donor origin of leukemia relapse after allogeneic hematopoietic stem cell transplantation. Blood, 2011, 117: 5257-5260.

[4] Guan Y, B Gerhard and DE Hogge. Detection, isolation, and stimulation of quiescent primitive leukemic progenitor cells from patients with acute myeloid leukemia (AML). Blood, 2003, 101: 3142-3149.

[5] Hope KJ, L Jin and JE Dick. Acute myeloid leukemia originates from a hierarchy of leukemic stem cell classes that differ in self-renewal capacity. Nat Immunol, 2004, 5: 738-743.

[6] Ishikawa F, et al. Chemotherapy-resistant human AML stem cells home to and engraft within the bone-marrow endosteal region. Nat Biotechnol, 2007, 25: 1315-1321.

[7] Cox CV, et al. Characterization of acute lymphoblastic leukemia progenitor cells. Blood, 2004, 104: 2919-2925.

[8] Kong Y, et al. $CD34^+CD38^+CD19^+$ as well as $CD34^+CD38^-CD19^+$ cells are leukemia-initiating cells with self-renewal capacity in human B-precursor ALL. Leukemia, 2008, 22: 1207-1213.

[9] le Viseur C, et al. In childhood acute lymphoblastic leukemia, blasts at different stages of immunophenotypic maturation have stem cell properties. Cancer Cell, 2008, 14: 47-58.

[10] Mullighan CG, et al. Genomic analysis of the clonal origins of relapsed acute lymphoblastic leukemia. Science, 2008, 322: 1377-1380.

[11] Ding L, et al. Clonal evolution in relapsed acute myeloid leukaemia revealed by whole-genome sequencing. Nature, 2012, 481: 506-510.

[12] Xiao H, et al. Genetic variations in T-cell activation and effector pathways modulate alloimmune responses after allogeneic hematopoietic stem cell transplantation in patients with hematologic malignancies. Haematologica, 2012, 97: 1804-1812.

[13] Xiao HW, et al. Relationship between TNFA, TNFB and TNFRII gene polymorphisms and outcome after unrelated hematopoietic cell transplantation in a Chinese population. Bone, Marrow Transplant, 2011, 46: 400-407.

[14] Cao W, et al. Genetic variations in the mycophenolate mofetil target enzyme are associated with acute GVHD risk after related and unrelated hematopoietic cell transplanta-

tion. Biol Blood Marrow Transplant, 2012, 18: 273-279.

[15] Xiao H, et al. Immunosuppressive cytokine gene polymorphisms and outcome after related and unrelated hematopoietic cell transplantation in a chinese population. Biol Blood Marrow Transplant, 2011, 17: 542-549.

[16] Hu Y, et al. Decitabine facilitates the generation and immunosuppressive function of regulatory gammadeltaT cells derived from human peripheral blood mononuclear cells. Leukemia, 2013, 27 (7): 1580-1585.

iPS 时代下肿瘤及血液系统疾病治疗的新策略

曾　辉　杨新宇　陈方平

中南大学湘雅医院

摘要：经历多年的研究积累，血液系统遗传性疾病及恶性肿瘤的诊治虽取得了阶段性进展，然而就目前而言，对于遗传性疾病的治疗，常规手段乏善可陈，而唯一可能根治血液系统恶性肿瘤的造血干细胞移植一直受到供体来源、移植后复发及移植物抗宿主排斥反应（GVHD）三大瓶颈的限制。人胚胎干细胞（hESCs）的成功建系曾一度为突破这些瓶颈带来一线曙光，然而，其从诞生之日便因为需要毁灭人类胚胎而饱受伦理学争议。近年来，诱导多能分化干细胞（ips）技术出现，因其取材方便，无需破坏胚胎，且具备无限的增殖分化潜能，为血液系统遗传性疾病及恶性肿瘤的治疗和研究提供了前景光明的供体来源和无可替代的细胞模型。科学家们已经应用 iPS 技术，通过动物实验成功地对血友病、镰状细胞性贫血等一系列遗传性疾病进行了有益尝试且疗效显著，我们研究小组也利用 hESC/iPSC 作为细胞模型，探讨组织因子（tissue factor）在胚胎发育和造血分化过程中所接受的相关调控及其差异性表达，并且我们通过与国外研究小组合作，初步尝试了利用 hESC/iPSC 细胞制备肿瘤（结肠癌）疫苗的可行性。不难预测，在不久的将来，经过苛刻的安全性检测之后，iPS技术完全有可能广泛应用于临床，为遗传性血液疾病及血液系统恶性肿瘤患者打开一扇希望之门。

关键词：iPS，血液系统疾病，新策略

1. 背景

1998 年，美国科学院院士詹姆斯 A 汤姆森（James A. Thomson）博士从人囊胚中首次成功分离出人胚胎干细胞（human embryonic stem cells，hESCs），这篇发表在《Science》的文章至今已被引用超过 1 万次[1]。由于胚胎干细胞理论上具备分化成任何一类成体干细胞的潜力，因而引发了科学家的广泛关注。十几年来，科学家们对于人胚胎干细胞的研究如火如荼。然而，人胚胎干细胞的建系需毁灭胚胎，使其面临着巨大的伦理学争议，同时它也无法克服免疫排斥这个无法逾越的技术鸿沟，限制了它的发展和应用。在这种背景下，诱导多能分化干细胞（induced pluripotent stem cell，iPS）技术应运而生。

2006 年 8 月，日本科学家山中伸弥（Shinya Yamnaka）在《Cell》杂志发文称，仅仅利用 4 个转录因子（Oct4、Sox2、Klf-4 和 c-Myc），就可以使小鼠成细胞"返老还童"成为具有多项分化潜能的干细胞，因此被命名为 iPS 细胞，当时引起科学界的一片哗然，大家除了惊叹，更多的是怀疑和观望[2]。1 年后的 2007 年 10 月，山中伸弥和詹姆斯 A 汤姆森几乎同时分别在《Cell》和《Science》杂志上撰文报道了将人成体细胞转化为 iPS 细胞的方法。山中伸弥采用与小鼠相同的方法，成功将人成纤维细胞诱导成 iPS 细胞。而汤姆森研究小组采用与山中伸弥不同的转录因子组合，利用慢病毒载体运输 Oct4、Sox2、Nanog 和 Lin28 因子，转染（IMR-90）人胎肺成纤维细胞，同样成功地获得了人的 iPS 细胞[3,4]。iPS 细胞的研究，首次应用到了人的体细胞上，这一发现开辟了人类干细胞研究的新纪元，山中伸弥也因此获得了 2012 年的诺贝尔生理学或医学奖。

2. 目前 IPS 研究的主要方向

之后的几年内，科学界掀起了一场蔚为壮观的 iPS 细胞研究风暴，一系列高水平的研究成果层出不穷。其研究主要涉及三个方向：

一是重编程技术方法自身的改进与重编程效率的提高。早期构建 iPS 细胞的效率低下，并由于基因组整合了包装有原癌基因 c-Myc 的病毒而无法回避癌变风险，限制了该项技术在临床研究的安全应用。为解决这些问题，iPS 细胞的诱导方法不断得以改善，从最初的"梅兰竹菊四君子"[2~4]，到去除癌基因 c-myc 的"三巨头"（Oct-4+Sox-2+Klf-4）[5]，再到进一步简化的"双星闪耀"（Oct-4+Sox-2 或 Oct-4+Klf-4）[6~8]，最后到"一枝独秀"的 Oct-4，让人眼花缭乱，目不暇接[9]。2008 年，山中伸弥教授通过质粒成功诱导无病毒整合的 IPS 细胞[10]。该研究为 iPS 技术的临床应用又迈出来极其重要的一步，紧接着在 2009 年，Keisuke Kaji 和 Andras Nagy 领衔的研究小组同时在《Nature》上报道，采用"转座子"（transposon）取代病毒载体的转基因方法高效率制备了基因组无病毒整合的鼠 iPS 细胞，获得 iPS 细胞后，该研究小组又成功将先前导入的转录因子基因从 iPS 细胞中剔除，继无病毒整合后，转录因子也被移除，有效避免了 iPS 细胞基因组中外源 DNA 的整合带来的致癌等风险，这为 iPS 细胞将来临床应用提供了更加安全的环境[11,12]。与此同时，国内的研究也不甘示弱，2008 年，北京大学邓宏魁（Deng）教授领衔的研究小组在《Cell stem cell》报道，利用 siRNA 干扰 Utf1 和 p53 两个因子的表达能显著提高人的 iPS 细胞诱导效率，依据他们的研究结果，联合针对这两个因子的 siRNA 的使用可以使 iPS 细胞诱导效率提高近 100 倍[13]。中国科学院上海生命科学院/上海交通大学医学院健康科学研究所金颖研究员带领的干细胞研究组与上海交通大学附属新华医院陈方教授共同合作，首次从孕妇产前羊水细胞中高效快速建立 iPS 细胞，大幅度缩短了目前人类 iPS 细胞的建立周期[14]。

二是重编程机制的深入研究。目前，随着 iPS 细胞研究的深入，人们逐渐发现被逆转的细胞并不局限于特定的细胞类型及特定的分化阶段。对于相关因子诱导的重编程现象背后所蕴藏的机制还在揭秘过程中，迄今为止，Oct-4、Sox-2 和 Nanog 这 3 个转录因子在 ES 细胞多能性的维持中发挥的关键作用已被研究人员所熟知。Oct-4 是干细胞多能性一个重要的调控因子，研究人员发现只用Oct-4 一个基因，即可将神经干细胞或前体细胞诱导成 iPS 细胞，这主要由于这些细胞本身高表达 Sox-2、c-Myc 和 Klf-4 等几种转录因子，且上述相关因子之间可能存在协同作用。要维持多能性，Oct-4 表达水平也必须受到严格控制，Oct-4 表达不足或过多都会导致 ES 细胞的分化。Sox2 的表达虽然不局限于多能性细胞，但研究表明 Sox-2 的缺乏将导致早期胚胎发育和分化的停滞。同时，Oct-4 与 Sox-2 对于很多基因的调控需要协同完成，例如细胞自发向原始内胚层细胞分化的阀门基因，Nonog 的转录。基于基因组水平的分析结果表明上述三者共同调控着许多对发育至关重要的靶因子[9]。2008 年，美国 Stadtfeld 教授等发现在鼠成纤维细胞重编程为 iPS 细胞过程中伴随着一系列重要分子生物学事件，如 Thy-1 的下调及 SSEA-1 （特殊期胚胎抗原 1） 的上调，内源性的 Oct-4，Sox-2 和端粒酶的重激活、X 染色体的沉默等，通过这些分子标志物可以用来筛选 iPS 细胞[15]。同时麻省理工学院 （MIT） 著名的干细胞专家 Rudolf Jaenisch 教授等人也发现在 iPS 细胞重编程过程中一系列标志性分子事件，在这一过程中首先是碱性磷酸酶 （AP） 的活化，接着 SSEA-1 的活化和内源性 Nanog 基因及 Oct-4 基因的活化表达[16]。这些研究将有利于我们进一步了解 iPS 细胞重编程机理，为今后利用 iPS 细胞进行科学研究或临床治疗奠定重要的分子生物学基础。

三是对各种疾病 （主要为肿瘤与遗传性疾病） 尝试性治疗探讨的转化医学。2007 年，Hanna J 等人把小鼠体细胞转化为 iPS 细胞，并由此分化得到了小鼠造血干细胞，同时利用这些干细胞成功完成了小鼠镰刀状红细胞贫血症 （sickle cell anemia） 的自体治疗，该研究掀开了 iPS 细胞研究崭新的一页，为探讨 iPS 细胞尝试性治疗的转化医学研究奠定了基础[17]。2008 年，哈佛干细胞研究所 Kevin Eggan 研究小组成功将一名诊断为肌萎缩性脊髓侧索硬化症 （ALS） 病人的成纤维细胞诱导成 iPS 细胞，进而将 iPS 细胞诱导成神经元细胞[18]。接着在 2009 年，美国 Soldner 等人将移除外源基因的人 iPS 细胞成功诱导成多巴胺神经元，该成果为帕金森症病人带来福音[19]。随后，关于探讨 iPS 细胞临床应用研究与日俱增，目前在糖尿病、心血管疾病、视网膜疾病、神经源性疾病、自身免疫性疾病等均有报道，以 iPS 细胞为研究基础，开发 iPS 细胞进行临床疾病的治疗成为当今各国科学家研究的热门。

3. iPS 技术在实体肿瘤及血液系统疾病的研究及应用

目前研究显示鼠和人的任何一种体细胞均可被重编程为 iPS 细胞[20]。然而，由于取材的原因，血细胞（如 T 细胞和 B 细胞等）、脂肪细胞和皮肤成纤维细胞是目前 iPS 细胞比较理想的供体细胞；来自人类患者的 iPS 细胞主要用来模拟神经系统疾病和心血管系统疾病，在实体肿瘤和血液系统中的研究开发还十分有限。2013 年，来自美国第一所医学院，宾夕法尼亚佩雷尔曼医学院细胞和发育生物学教研室的 Ken Zaret 教授研究小组通过上述技术从一例胰腺导管癌进展期患者的胰腺组织中制备 iPS 细胞，在小鼠体内成功构建了人胰腺癌发病过程，成为了第一例直接利用人类实体肿瘤来源的 iPS 细胞建立癌症进展模型[21]，该群 iPS 也是第一个模拟从早期到进展期胰腺癌进展的人类细胞系，对于观察实体肿瘤的早期事件及不断演进的生物学行为极具重要意义。从此揭开了 iPS 在实体肿瘤领域的研究序幕。

对于血液科医生而言，目前的遗传性疾病常规手段治疗效果非常有限；血液肿瘤领域，除了上海交通大学附属瑞金医院在急性早幼粒细胞白血病（M3）研究中取得一些突破性的进展，以及慢性粒细胞白血病的 TKI（络氨酸激酶抑制剂）治疗以外，其余的手段发展乏善可陈。造血干细胞移植（HSCT）也许是根治血液系统恶性肿瘤的唯一途径，但是，其本身也面临着相应的问题和挑战：首先是自体移植容易复发，其次是异体移植供体来源和移植后的免疫排斥问题一直没有得到彻底解决。iPS 来源于患者，并回馈于患者，成功地绕开了供体来源与免疫排斥的瓶颈，我们可以将患者的成体细胞分离出来进行重编程，让 iPS 的细胞与骨髓基质细胞共培养，诱导其向造血细胞分化，然后经过分选后再回输到病人的体内完成造血重建。另外，人体发育过程中，基因的表达与沉默是受到精确调控的，基因的差异性表达也一直是遗传学和发育生物学研究的热点之一。我们不可能追溯人在母体发育过程中各种基因的表达调控过程，而 ES 和 iPS 细胞就提供了一个很好的模型，我们可以通过模拟胚胎的发育过程，在体外诱导 ES/iPS 细胞分化，研究不同基因的表达和调控相关机制。

如前所述，麻省理工学院干细胞研究小组在世界上首次尝试了将 iPS 用于临床疾病的治疗。众所周知，镰状细胞性贫血是由于编码谷氨酸的基因突变导致正常的血红蛋白不能合成，于是他们把镰状细胞性贫血的小鼠尾部成纤维细胞分离并在体外重编程为 iPS 细胞，然后进行基因修饰并分化成造血干细胞回输到小鼠体内，发现 iPS 细胞来源的造血干细胞能够有效地纠正贫血[18]。接着 Chou 等人应用质粒从镰状细胞贫血病人外周血单个核细胞成功诱导 iPS 细胞，通过质粒重复转染，外周血来源的 iPS 细胞较成纤维细胞来源的 iPS 细胞培养周期更短[22]，这些尝试性的研究为今后血液病应用 iPS 细胞治疗进行了十分有意义的探讨。血友病 A（hemophilia A）是（遗传性）凝血因子 Ⅷ（FⅧ）基因突变导致产生的 FⅧ 分子结构缺陷或致 FⅧ 含量减少，从而引起凝血功能障碍性疾病。研究人员利用鼠的成纤维细胞诱导 iPS 细胞并成功将 iPS 细胞诱导分化为内皮细胞/内皮祖细胞，这种内皮细胞/内皮祖细胞表达 CD31、CD34，同时分泌 FⅧ 蛋白，体内研究进一步证实，在血友病 A 鼠模型中输注这种 iPS 细胞来源的内皮细胞/内皮祖细胞能够有效治疗该疾病缺陷所致凝血功能障碍[23]。范可尼贫血（Fanconia anemia，FA）是一种罕见的常染色体隐性遗传性血液系统疾病，属于先天性再生障碍性贫血。来源于范可尼贫血病人的成体细胞能够重编程特殊的 iPS 细胞，这种 iPS 细胞能够诱导分化成红系和髓系造血前体细胞，从而为纠正范可尼贫血成为可能[24]。上述这些研究为开辟应用 iPS 细胞治疗血液遗传性疾病带来了曙光，但鉴于目前发育生物学关于造血干细胞的分化过程调控研究还不是十分清楚，为了解人 ES 细胞和 iPS 细胞来源的人造血干细胞发育过程中基因表达调控，最近 Chonabayashi K 等人对比研究发现人 ES 细胞和 iPS 细胞来源的造血干细胞在基因组成及表观遗传学方面存在一定的差异[25]。该项研究结果有利于指导我们如何进一步的提升 iPS 细胞的类似 ES 细胞的生物学活性。为今后研究造血干细胞的发育以及应用 iPS 细胞来源的人造血干细胞临床治疗提供了方向。

近年来，组织因子（tissue factor）在促凝血方面的机制研究逐步得到重视，我们通过诱导 ES/iPS 细胞向造血干细胞分化，再在不同的培养体系下向终末造血细胞分化，发现了组织因子在该分化过程中呈现出非常明显的差异性表达，比如在 ES/iPS 细胞、造血干细胞以及分化的成熟红细胞组织因子是没有表达的，然而在粒-单核细胞和巨核细胞上却可以检测到其表达，我们通过 miRNA 芯片检测发现 20 余种 miRNA 可能与组织因子的表达调控相关，经过一系列的筛选最终发现只有 Mir-20b 可能与组织因子的表达调控相关，并且，Erk1/2 信号通路也可能参与了组织因子的激活[26]。这个发现有助于我们进一步了解组织因子在机体发育过程中的具体基因调控机制。

4. iPS 细胞与 ES 细胞的区别

由于 iPS 细胞拥有诸多优点，然而 iPS 细胞是否能真正完全等同于 ES 细胞是很多研究人员所感兴趣的，虽然 iPS 小鼠的诞生证明了 iPS 细胞的全能性，但 iPS 细胞与 ES 细胞之间还是存在一定差异。最近研究人员发现 iPS 细胞与 ES 细胞基因存在差异性表达，因此着手寻找 iPS 细胞群中与 ES 细胞最接近的细胞群[27]，这些发现对今后进一步研究 iPS 细胞的功能及治疗将大有裨益。ES 细胞和肿瘤细胞的交叉点则是人们另一个兴趣点。我们知道，ES 细胞表面表达了很多与肿瘤相关的癌胚抗原，那么机体是否对 ES 细胞所产生的免疫反应同样应该具备交叉的抗肿瘤作用？基于该设想，我们与美国康涅狄格大学免疫学家 Li Zi-hai 和 Liu Bei 博士合作开展了将人 ES 细胞应用于非特异性抗肿瘤生物疫苗制备的实验探讨。我们发现，经过 ES 细胞刺激以后的小鼠再次种植肠癌细胞（CT26）后，其肿瘤体积与重量明显缩小，生存期明显延长，而进一步实验发现 ES 细胞激活的是小鼠的 1 型辅助性 T 细胞（Th-1 cell）而非 2 型辅助性 T 细胞（Th-2 cell），有意思的是，在 iPS 细胞实验组我们却并没有观察到它的抗肿瘤效应[28]，其具体机制还有待我们进一步探讨。有鉴于此，以 ES 细胞/iPS 细胞为基础开发新的肿瘤疫苗将成为可能。

5. 展望

综上所述，首先，iPS 的技术成功克服了免疫排斥的瓶颈，为肿瘤和遗传性血液疾病的细胞移植提供了新的供体来源；其次，iPS/ES 细胞为我们研究人体发育过程中各类基因的表达变化及相关调控提供了得天独厚的细胞模型；第三，iPS/ES 细胞有望为肿瘤疫苗的制备提供新的思路；第四，虽然 iPS/ES 细胞技术应用前景良好，但是安全性和长远疗效仍有待考验。目前，研究人员对 iPS 细胞在解决疑难杂症方面的前景抱着美好的希望，但要想使 iPS 细胞真正应用于临床，还面临效率低下及安全性等一系列棘手的问题。因此，iPS 技术的推广使用依然任重而道远，但一旦时机成熟，它必将给现代医学带来革命性的变化。

作者简介：*曾辉*（1981~　　），男，主治医师。主要研究方向：人胚胎干细胞（hESCs）/iPS 细胞的基因调控及诱导分化。Email：xyzengh@ hotmail.com

参 考 文 献

［1］Thomson J A, et al. Embryonic stem cell lines derived from human blastocysts ［J］. science, 1998, 282 （5391）: 1145-1147.

［2］Takahashi K, Yamanaka S. Induction of pluripotent stem cells from mouse embryonic and adult fibroblast cultures by defined factors ［J］. cell, 2006, 126 （4）: 663-676.

［3］Takahashi K, et al. Induction of pluripotent stem cells from adult human fibroblasts by defined factors ［J］. cell, 2007, 131 （5）: 861-872.

［4］Yu J, et al. Induced pluripotent stem cell lines derived from human somatic cells ［J］. Science, 2007, 318 （5858）: 1917-1920.

［5］Nakagawa M, et al. Generation of induced pluripotent stem cells without Myc from mouse and human fibroblasts ［J］. Nature biotechnology, 2008, 26 （1）: 101-106.

［6］Huangfu D, et al. Induction of pluripotent stem cells from primary human fibroblasts with only Oct4 and Sox2 ［J］. Nature biotechnology, 2008, 26 （11）: 1269-1275.

［7］Shi Y, et al. Induction of pluripotent stem cells from mouse embryonic fibroblasts by Oct4 and Klf4 with small-molecule compounds ［J］. Cell stem cell, 2008, 3 （5）: 568-574.

［8］Kim J B, et al. Pluripotent stem cells induced from adult neural stem cells by reprogramming with two factors ［J］. Nature, 2008, 454 （7204）: 646-650.

［9］Kim J B, et al. Oct4-induced pluripotency in adult neural stem cells ［J］. cell, 2009, 136 （3）: 411-419.

［10］Okita K, et al. Generation of mouse induced pluripotent stem cells without viral vectors ［J］. Science, 2008, 322 （5903）: 949-953.

［11］Kaji K, et al. Virus-free induction of pluripotency and subsequent excision of reprogramming factors ［J］. Nature, 2009, 458 （7239）: 771-775.

［12］Woltjen K, et al. piggyBac transposition reprograms fibroblasts to induced pluripotent stem cells ［J］. Nature, 2009, 458 （7239）: 766-770.

［13］Zhao Y, et al. Two supporting factors greatly improve the efficiency of human iPSC generation ［J］. Cell stem cell, 2008, 3 （5）: 475-479.

［14］Li C, et al. Pluripotency can be rapidly and efficiently induced in human amniotic fluid-derived cells ［J］. Human molecular genetics, 2009, 18 （22）: 4340-4349.

［15］Stadtfeld M, et al. Defining molecular cornerstones during fibroblast to iPS cell reprogram-ming in mouse ［J］. Cell stem cell, 2008, 2 (3): 230-240.

［16］Brambrink T, et al. Sequential expression of pluripotency markers during direct repro-gramming of mouse somatic cells ［J］. Cell stem cell, 2008, 2 (2): 151-159.

［17］Hanna J, et al. Treatment of sickle cell anemia mouse model with iPS cells generated from autologous skin ［J］. Science, 2007, 318 (5858): 1920-1923.

［18］Dimos J T, et al. Induced pluripotent stem cells generated from patients with ALS can be differentiated into motor neurons ［J］. science, 2008, 321 (5893): 1218-1221.

［19］Soldner F, et al. Parkinson's disease patient-derived induced pluripotent stem cells free of viral reprogramming factors ［J］. Cell, 2009, 136 (5): 964-977.

［20］Sridharan R, Plath K. Illuminating the black box of reprogramming ［J］. Cell Stem Cell, 2008, 2 (4): 295-297.

［21］Kim J, et al. An iPSC line from human pancreatic ductal adenocarcinoma undergoes early to invasive stages of pancreatic cancer progression ［J］. Cell reports, 2013, 3 (6): 2088-2099.

［22］Chou B K, et al. Efficient human iPS cell derivation by a non-integrating plasmid from blood cells with unique epigenetic and gene expression signatures ［J］. Cell research, 2011, 21 (3): 518-529.

［23］Xu D, et al. Phenotypic correction of murine hemophilia A using an iPS cell-based therapy ［J］. Proceedings of the National Academy of Sciences, 2009, 106 (3): 808-813.

［24］Raya Á, et al. Disease-corrected haematopoietic progenitors from Fanconi anaemia induced pluripotent stem cells ［J］. Nature, 2009, 460 (7251): 53-59.

［25］Chonabayashi K, et al. Comprehensive Comparison Of Gene Expression, Genomic DNA Methylation, and In Vitro Hematopoietic Differentiation Among Many Human iPS and ES Cell Lines ［J］. Blood, 2013, 122 (21): 1187-1187.

［26］Yu Y H, et al. MicroRNA-20b and ERK1/2 pathway independently regulate the expression of tissue factor in hematopoietic and trophoblastic differentiation of human em-bryonic stem cells ［J］. Stem cell research & therapy, 2013, 4 (5): 121.

［27］Bock C, et al. Reference maps of human ES and iPS cell variation enable high-throughput characterization of pluripotent cell lines ［J］. Cell, 2011, 144 (3): 439-452.

［28］Li Y, et al. Vaccination with human pluripotent stem cells generates a broad spectrum of immunological and clinical responses against colon cancer ［J］. Stem Cells, 2009, 27 (12): 3103-3111.

Prx I / II、HIF-1 和白血病细胞分化

陈国强

上海交通大学医学院

摘要： 急性髓系白血病（AML）是一种含有多个亚型的异质性血液恶性肿瘤。过去 20 多年来，有关 AML 的发病机制和治疗学等方面取得了很多进展。本文拟就本课题组在过氧化还原酶（peroxiredoxin，Prx）和低氧诱导因子 1（HIF-1）在白血病细胞分化中的作用所取得的发现和进展做一交流。

关键词： Prx I / II，HIF-1，细胞分化

1. 引言

人类基因组计划的完成和以蛋白质组技术为代表的功能基因组学技术的快速发展，为综合分析细胞重要生命活动的分子信号网络提供了重要契机。与此同时，靶标特异性的小分子化合物大大加强了我们研究复杂生物途径和过程的能力。透过细胞膜的小分子化合物能快速与靶标蛋白结合，从而抑制或加强靶标蛋白调控生物途径或网络的能力，影响整个生物体的基因表现型。这一在传统药理学上被用于研究药物作用机制的方法现已被广泛地应用于基因功能的研究，并在此基础上发展成一门新的学科——化学生物学（chemical biology），即运用活性小分子化合物作为探针研究基因/蛋白质的调控和功能，揭示重要细胞生命活动的分子机制和信号传递网络，并从中发现调控细胞活动的新活性化合物。与传统的基因组技术相比，化学生物学在药物

作用新靶标的发现与功能确证方面因其具有可控、动态等系列特点而呈现其独特之处。因此，化学生物学最近得到了蓬勃发展，也受到各国政府和科研机构的高度重视。

由于白血病细胞具有取材相对方便、疗效观察也相对容易等特有优势，白血病已经成为化学生物学研究的重要对象和开展靶向治疗药物研究的有效模型。一方面，我们可以利用一些活性化合物发现新的靶标，发现新的白血病细胞分化的新机制；另一方面，我们可以再利用这些新机制和新的靶标，发展新的活性先导化合物。急性髓系白血病（AML）是一种含有多个亚型的异质性血液恶性肿瘤，过去20多年来，有关AML的发病机制和治疗学等方面取得了很多进展，其中最重要的进展之一就是通过全反式维甲酸（ATRA）和砒霜（As$_2$O$_3$）治疗急性早幼粒细胞白血病（APL）。ATRA可以诱导绝大多数的APL患者缓解和长期生存，但是同时也存在耐药问题。此外，APL只占AML的10%左右。如何克服ATRA的耐药性，并将诱导分化疗法拓展到其他的白血病或者实体瘤，是一个十分重要的研究课题。在这次论坛中，我拟就本课题组在过氧化还原酶（peroxiredoxin，Prx）和低氧诱导因子1在白血病细胞分化中的作用所取得的发现和进展做一交流。

2. 腺花素靶向 Prx Ⅰ/Ⅱ 和 AML 细胞分化

我们和中国科学院昆明植物研究所孙汉董教授课题组合作，以白血病细胞为体外模型，对500多个天然的对映贝壳杉烷类小分子化合物进行筛选，从中发现腺花素能够诱导白血病细胞发生分化[1]。腺花素是从腺花香茶菜中提取的二萜类化合物[2]。我们发现高浓度的腺花素呈现细胞毒性，但是在低剂量时它能够诱导APL细胞系NB4细胞和来自于多种类型的AML病人的原代白血病细胞发生形态和功能学上的分化[1,3]。非常有趣的是，这种分化诱导效应不仅发生在对ATRA敏感的NB4细胞，同时也发生在对ATRA耐药的细胞系，包括

NB4-LR1、NB4-LR2、MR2 细胞。接着，我们利用 APL 特异的 PML-RARα 及其突变体转基因小鼠产生的 ATRA 敏感的小鼠和 ATRA 耐药的白血病小鼠开展体内研究，发现无论是对 ATRA 敏感的还是耐药的白血病小鼠，腺花素都能够有效诱导小鼠体内 APL 样白血病细胞发生分化，抑制其体内组织浸润，并显著延长 APL 小鼠的生存时间[1]。这些重要发现提示腺花素的分化诱导效应并不同于 ATRA。同时，我们也发现与 ATRA 不同，腺花素并不破坏 PML-RARα 融合蛋白，也不调变其在细胞内的分布特点。

我们假设腺花素的 α、β 不饱和酮基是它的活性中心。腺花素通过迈克尔加成反应与其靶蛋白发生共价结合。的确，当腺花素分子的双键被还原为单键后，其分化诱导效应完全丧失。然而，C（3）位羟基的修饰并不影响其分化诱导活性。于是，我们通过系列化学反应在腺花素的 C（3）位连接一个生物素（biotin）分子，合成 biotin-腺花素。该化合物依然能够高效诱导细胞分化。随后，我们将 biotin-腺花素和 NB4 细胞裂解液共同孵育，并通过免疫沉淀"垂钓"biotin-腺花素可能结合的蛋白质，结果显示 biotin-腺花素能够"垂钓"到一个蛋白质条带，而该结合能够被腺花素竞争抑制，提示 biotin-腺花素和腺花素结合同样的蛋白质。质谱鉴定显示，该蛋白质条带是 Prx Ⅰ 和 Prx Ⅱ。

Prx 家族成员属于一类具有过氧化氢酶活性的抗氧化酶。人体 Prx 至少存在 6 个成员，分别称为 Prx Ⅰ ~ Ⅵ。Prxs 成员存在一个保守的半胱氨酸残基（cysteine，Cys），该残基属于被过氧化物氧化的位点。因此，被称作为过氧化半胱氨酸（peroxidatic Cys，C_P）。当 C_P 的巯基（Cys-SH）被氧化物氧化为 Cys-SOH 时，后者与另一个半胱氨酸残基（称为 resolving Cys，C_R）形成二硫键，进而发挥清除过氧化物的作用。根据 Prx 家族成员的半胱氨酸残基的结构特点，目前将他们分为 2-Cys（包括 Prx Ⅰ-Ⅳ），非典型 2-Cys（Prx Ⅴ）和 1-Cys Prx（Prx Ⅵ）等亚类。越来越多的研究显示，这些 Prx 成员的表达水平与许多人体重要疾病如肿瘤、心血管病、糖尿病和神经退行性疾病等密切相关。相应地，Prx尤其是2-Cys Prx蛋白作为治疗相关疾病的药物靶标的意义日益明确。我们进一步的研究显示，腺花素并不结合Prx Ⅳ、Ⅴ和Ⅵ蛋白。同时，它与Prx Ⅲ呈现低亲和力结合，但由于后者属于线粒体蛋白，而腺花素并不出现在该细胞器中[1]。因此，我们重点探讨腺花素结合Prx Ⅰ和Prx Ⅱ的潜在意义。非常有趣的是，使用siRNA抑制Prx Ⅰ或Prx Ⅱ的表达可以直接诱导白血病细胞分化。随后的蛋白质谱分析和位点突变研究显示，腺花素特异地共价结合Prx Ⅰ和Prx Ⅱ的C_R位点。相应地，腺花素也明显抑制Prx Ⅱ尤其是Prx Ⅰ的酶活性，增加细胞内过氧化氢（H_2O_2）水平。在H_2O_2清除剂N-乙酰-l-半胱氨酸（N-acetyl-l-cysteine，NAC）存在下，腺花素的分化诱导效应几乎被完全抑制，提示H_2O_2在adenanthin诱导分化中起重要作用。长期以来，人们对H_2O_2对细胞的损伤作用得到很好认识。它们可通过氧化脂质、蛋白质、DNA等生物大分子造成细胞损伤等。然而，越来越多的证据显示H_2O_2作为第二信使广泛参与细胞信号通路的调控，并参与多种细胞生命活动。在正常和异常造血过程中，人们对H_2O_2的重要性也不断得到认识。我们进一步的研究显示，增加的H_2O_2活化胞外信号调节蛋白激酶（extracellular signal-regulated protein kinases，ERK1/2）进而上调造血细胞分化相关转录因子C/EBPβ的表达水平，诱导细胞分化。这些研究不仅发现了第一个靶向Prx蛋白的先导活性化合物，也揭示了Prx Ⅰ/Ⅱ蛋白活性的抑制在白血病细胞分化中的作用。德国马普研究院的Waldmann教授等在Angew Chem将该成果作为药物靶标识别的十个成功案例之一进行综述[4]，并入选2012年度"中国科学十大进展"[5]。最近，我们正在利用这个化合物对实体瘤进行了研究，取得初步有趣的发现。

3. 低氧诱导因子1和AML细胞分化

我们在白血病药物靶标识别方面的另一工作进展是从低氧诱导分

化到低氧诱导因子 1α（HIF-1α）在 AML 细胞分化中的作用的挖掘。如前所述，As_2O_3 已经成为有效治疗 APL 的药物，但是对于它的药理机制并不十分清楚。在体外，高浓度 As_2O_3 诱导细胞凋亡，而在 As_2O_3 治疗 APL 患者的体内，白血病细胞发生部分分化，提示体内某些因素可能影响 As_2O_3 的诱导分化效应[6~9]。我们假设的因素之一是氧浓度，因为体内末梢组织氧浓度低于 5%，而体外培养细胞处于 21% 的空气中。尤其是，临床病理研究显示骨髓微血管密度和血清血管内皮生长因子含量与 APL 患者的预后密切相关。于是，我们开始研究低氧环境对 APL 细胞的潜在效应，意外地发现低氧和低氧模拟物氧化钴不仅能够大大加强 As_2O_3 体外诱导细胞分化的能力，而且还可以直接触发白血病细胞分化。特别重要的是，除 APL 细胞外，低氧也能诱导其他类型 AML 细胞的分化。

我们首先选用四种 AML 细胞系和来自 AML 患者的新鲜白血病细胞作为研究对象，发现非毒性剂量的 $CoCl_2$ 单独处理能有效诱导 NB4 和 U937 细胞分化。同时，在 2%~3% 的低氧环境下，AML 细胞也出现明显的分化现象。此外，我们也研究了 $CoCl_2$ 对新鲜 AML 细胞的体外效应，结果显示 $CoCl_2$ 能诱导部分患者的新鲜 AML 细胞分化[10]。大量研究显示 HIF-1α 是低氧反应信号途径中的一个关键转录因子。$CoCl_2$ 并不改变 HIF-1α 的 mRNA 水平，但能快速增加 AML 细胞中的 HIF-1α 蛋白，而抑制 HIF-1α 蛋白聚集能有效地拮抗 $CoCl_2$ 诱导的白血病细胞分化效应，提示 HIF-1α 参与 $CoCl_2$ 诱导的 AML 细胞分化。已有报道显示，促进 HIF-1α 蛋白降解的羟基化酶除了需要氧之外，也需要铁离子作为辅助因子。有趣的是，非毒性浓度的铁离子螯合剂去铁胺在稳定 HIF-1α 蛋白的同时，也促进 AML 细胞向粒系分化[11]。此外，经典的分化诱导药物 ATRA 能够快速稳定 HIF-1α 蛋白，并在 ATRA 诱导的 APL 细胞分化中发挥作用[12]。$CoCl_2$ 和 DFO 明显加强 As_2O_3 对 APL 细胞的诱导分化效应，并加速 As_2O_3 诱导 APL 细胞特异的 PML-RARα 蛋白的降解[13]。在此基础上，我们应用移植转基因小鼠产生的白血病细胞建立小鼠白血病模型，将白血病小鼠放在间歇性低氧舱中，发现间歇性低氧明显延长小鼠生存时间。尤其重要的是，应用组织化学、流式细胞技术、免疫荧光分析等证实体内低氧能明显抑制白血病细胞在体内的浸润，并有效诱导白血病细胞分化[14]。随后，我们利用 Tet-off 系统，建立诱导表达 HIF-1α 的白血病细胞系 U937$^{HIF-1\alpha}$。在此基础上，发现在 U937$^{HIF-1\alpha}$ 细胞中诱导表达 HIF-1α 本身就可以显著地诱导细胞发生分化，并抑制其增殖。我们也利用 RNA 干扰技术特异性地抑制 HIF-1α 在 U937 或 U937$^{HIF-1\alpha}$ 细胞中的表达，发现抑制 HIF-1α 蛋白表达能够明显阻断低氧和 HIF-1α 诱导的细胞分化效应。然而利用 RNA 干扰技术特异性地抑制 HIF-1β 的表达并不影响低氧和 HIF-1α 诱导的白血病细胞分化。基于这些结果，我们提出 HIF-1α 以转录非依赖的方式触发白血病细胞分化[15]。

我们的研究也发现白血病特异性融合基因 AML1-ETO 的诱导表达能够抑制低氧及其模拟物诱导的 AML 细胞分化，但同时也加强 HIF-1α 的转录，提示 HIF-1α 下游的某分子参与低氧诱导的白血病细胞分化[11]。因此我们从 AML1-ETO 调控的蛋白质出发，挖掘 HIF-1α 诱导白血病细胞分化的下游分子。经过一系列的研究发现，HIF-1α 触发 AML 细胞分化是通过与两个造血相关转录因子 C/EBPα 和 AML1 直接相互作用实现的。一方面，这种相互作用有效增加 C/EBPα 和 AML1 的转录活性，从而诱导 AML 细胞分化。另一方面，C/EBPα 和 AML1 有效抑制 HIF-1α 的转录活性及其靶基因的表达，从而抑制 HIF-1α 在血管生成方面的作用[15,16]。在上述工作的基础上，我们提出以"低氧-低氧诱导因子-C/EBPα 和 RUNX1"为主轴的白血病细胞分化信号途径[17]。最近，我们也进一步发现 HIF-1 下调 miR-17/20a 的表达，参与 AML 细胞分化[18]。这些发现不仅对于深入认识造血细胞分化和白血病发病的分子机制具有重要科学价值，也为诱导分化治疗模式在其他类型白血病的突破奠定了重要的实验基础。在这些发现的基础上，国际同行提出了 HIF-1 异常在白血病发病中的作用，并且国际同行已经利用这些新机制发现新的诱导白血病细胞分化的化合物。同时，我们的研究显示，HIF-1 在白血病和实体瘤呈现不同的作用[19]。此外，我们也对 HIF-1 作为转录因子调控的靶蛋白开展研究，发现了多个新的 HIF-1 靶蛋白[20,21]。尤其是我们最近的研究显示，多梳蛋白4（Cbx4）通过类泛素（SUMO）化修饰 HIF-1α，明显增加低氧诱导的 VEGF 表达，促进肝癌组织新生血管的生成和肿瘤转移[22]。

作者简介：陈国强（1963～　），男，教授。主要研究方向：白血病分子发病学和化学生物学。Email：chengq@ shsmu.edu.cn。

参 考 文 献

［1］Liu CX, et al. Adenanthin targets peroxiredoxin Ⅰ and Ⅱ to induce differentiation of leukemic cells. Nat Chem Biol, 2012, 8：486-493.

［2］Jiang B, et al. Diterpenoids from Isodon adenantha. J Nat Prod, 2002, 65：1111-1116.

［3］Liu CX, et al. Targeting peroxiredoxins against leukemia. Exp Cell Res, 2013, 319：170-176.

［4］Ziegler S, et al. Target identification for small bioactive molecules：finding the needle in the haystack. Angew Chem Int Ed Engl, 2013, 52：2744-2792.

［5］苏青，朱陈．2012 年度中国重大科学，技术和工程进展．科技导报，2013，31：15-27.

［6］Cai X, et al. Arsenic trioxide-induced apoptosis and differentiation are associated respectively with mitochondrial transmembrane potential collapse and retinoic acid signaling pathways in acute promyelocytic leukemia. Leukemia, 2000, 14：262-270.

［7］Chen GQ, et al. Use of arsenic trioxide（As₂O₃）in the treatment of acute promyelocytic leukemia（APL）：I. As₂O₃ exerts dose-dependent dual effects on APL cells. Blood, 1997, 89：3345-3353.

［8］Chen GQ, et al. In vitro studies on cellular and molecular mechanisms of arsenic trioxide（As₂O₃）in the treatment of acute promyelocytic leukemia：As₂O₃ induces NB₄ cell apoptosis with downregulation of Bcl-2 expression and modulation of PML-RAR alpha/PML proteins. Blood, 1996, 88: 1052-1061.

[9] Shen ZX, et al. Use of arsenic trioxide (As$_2$O$_3$) in the treatment of acute promyelocytic leukemia (APL): Ⅱ. Clinical efficacy and pharmacokinetics in relapsed patients. Blood, 1997, 89: 3354-3360.

[10] Huang Y, et al. Cobalt chloride and low oxygen tension trigger differentiation of acute myeloid leukemic cells: possible mediation of hypoxia-inducible factor-1alpha. Leukemia, 2003, 17: 2065-2073.

[11] Jiang Y, et al. Desferrioxamine induces leukemic cell differentiation potentially by hypoxia-inducible factor-1 alpha that augments transcriptional activity of CCAAT/enhancer-binding protein-alpha. Leukemia, 2005, 19: 1239-1247.

[12] Zhang J, et al. Accumulation of hypoxia-inducible factor-1 alpha protein and its role in the differentiation of myeloid leukemic cells induced by all-trans retinoic acid. Haematologica, 2008, 93: 1480-1487.

[13] Yan H, et al. Hypoxia-simulating agents and selective stimulation of arsenic trioxide-induced growth arrest and cell differentiation in acute promyelocytic leukemic cells. Haematologica, 2005, 90: 1607-1616.

[14] Liu W, et al. Induction of tumor arrest and differentiation with prolonged survival by intermittent hypoxia in a mouse model of acute myeloid leukemia. Blood, 2006, 107: 698-707.

[15] Song LP, et al. Hypoxia-inducible factor-1alpha-induced differentiation of myeloid leukemic cells is its transcriptional activity independent. Oncogene, 2008, 27: 519-527.

[16] Peng ZG, et al. Physical and functional interaction of Runt-related protein 1 with hypoxia-inducible factor-1alpha. Oncogene, 2008, 27: 839-847.

[17] Zhang J, Chen GQ. Hypoxia-HIF-1alpha-C/EBPalpha/Runx1 signaling in leukemic cell differentiation. Pathophysiology, 2009, 16: 297-303.

[18] He M, et al. HIF-1alpha downregulates miR-17/20a directly targeting p21 and STAT3: a role in myeloid leukemic cell differentiation. Cell Death Differ, 2013, 20: 408-418.

[19] Losman JA, et al. (R)-2-hydroxyglutarate is sufficient to promote leukemogenesis and its effects are reversible. Science, 2013, 339: 1621-1625.

[20] Gao YH, et al. Hypoxia-inducible factor 1alpha mediates the down-regulation of superoxide dismutase 2 in von Hippel-Lindau deficient renal clear cell carcinoma. Biochem Biophys Res Commun, 2013, 435: 46-51.

［21］ Zhao XY, et al. Hypoxia inducible factor-1 mediates expression of galectin-1: the potential role in migration/invasion of colorectal cancer cells. Carcinogenesis, 2010, 31: 1367-1375.

［22］ Li J, et al. Cbx4 Governs HIF-1alpha to Potentiate Angiogenesis of Hepatocellular Carcinoma by Its SUMO E3 Ligase Activity. Cancer Cell, 2014, 25: 118-131.

根据生物标志物进行急性髓细胞白血病的风险分层和治疗

王　椿

上海交通大学附属第一人民医院

摘要：急性髓细胞白血病（AML）是一种起源于造血干细胞的异质性克隆性疾病，也是一种在表型、细胞遗传学及分子异常上高度异质性的疾病。最早的分层是基于细胞遗传学将 AML 患者分为高危、中危和低危。随着对 AML 发病机制基础研究的深入，发现了许多新的分子生物学标志物，包括干扰转录的基因突变、促进增殖的基因突变、影响细胞周期调节和凋亡的基因突变、基因异常高表达、表观遗传学途径中的分子异常等，其中一些已经被转化到临床应用，对成人 AML 患者进行风险评估和预后分层，不断完善在细胞遗传学基础上的 AML 风险评估体系。分层的目的是针对不同风险患者研究出不同的治疗方案，达到个体化治疗的目标，从而避免因治疗不足而致的治疗失败以及因治疗过度而导致的治疗相关死亡和医疗资源浪费，进一步提高 AML 患者生存率和治愈率。

关键词：急性髓细胞白血病，基因突变，风险分层，巩固治疗

随着基础研究的进展，对白血病发病机制的认识越来越深入。目前认为，急性髓细胞白血病（AML）起源于造血干细胞的恶性克隆，主要是由于不同的染色体易位、基因突变及表观遗传学调控异常所致，不同类型白血病特异性基因的异常表达是决定分子生物学特性差异的重要因素。"多重打击"学说的提出更是把白血病突变基因[1]在

AML 发病机制中的重要性升至一个新的层面。医疗工作者无法改变患者白血病细胞的遗传学和基因突变，但是我们可以利用先进的技术获得患者的生物学信息，从而来指导临床诊治。AML 是成人急性白血病患者中最常见的类型，国外学者已经进行了大量的转化医学研究和尝试，一方面研究白血病突变基因是否可以作为治疗的靶点，另一方面研究这些基因异常是否与治疗反应和预后有关，由此来对白血病进行更加精细的分型，并指导治疗方案的选择。后者已经取得了较多的成果，越来越多的 AML 分子标志物被发现与白血病治疗反应和预后有关，并得到了大样本、多中心临床试验的验证，部分还写入指南。

1. AML 生物标志物研究进展

急性髓细胞白血病和其他肿瘤类似，主要研究涉及以下几个方面：干扰转录的基因突变（Ⅰ类突变）包括 PML-RARA，AML1-ETO（RUNX1/RUNX1T1），CBFB-MYH11，MLL/11q23，MLL-PTD，CEBPA，AML1（RUNX1），WT1 等；促进增殖的基因突变（Ⅱ类突变）包括 FLT3-LM/ITD，FLT3-TKD，KIT-TKD，JAK2V617F，NRAS 等；影响细胞周期调节和凋亡的基因突变（Ⅲ类突变）包括 NPM1 突变，TP53 基因丢失等；基因异常高表达包括 BAALC，ERG，MN1，EVI1 等；表观遗传学途径中的分子异常包括 DNA 甲基化、组蛋白乙酰基转移酶（HATs）和组蛋白去乙酰化酶（HDACs）调控的异常等；MicroRNAs（miRNAs）异常表达。近来的分子遗传学研究已经证明了 AML 患者有越来越多的重现性体细胞突变，包括 TET2，ASXL1，IDH，IDH2，DNMT3A 和 PHF6 等突变。[1~11]

虽然已经在 AML 细胞中发现与白血病发生或发展有关的分子事件，但只有相对少数的遗传学异常有比较明确的临床意义，可用于 AML 的临床疗效的预测和指导治疗。例如，急性早幼粒细胞白血病（AML-M3 型）具有 t（15；17）（q22；q12）和 PML-RARA 突变，占

AML 的 10%~15%，对全反式维甲酸和三氧化二砷治疗敏感，已经成为一种可以治愈的白血病亚型。伴有 t（8；21）（q22；q22）；AML1-ETO（RUNX1/RUNX1T1）或者 inv（16）（p13.1；q22）或 t（16；16）（p13.1；q22）；CBFB-MYH11 的急性髓细胞白血病（AML）通常被称为核心结合因子（CBF）相关的 AML，分别占 AML 的 6%~10%。含大剂量阿糖胞苷的缓解后化疗方案，特别是多循环重复给药，大大提高了 CBF-AML 患者的预后[12~14]。因此，含大剂量阿糖胞苷的化疗方案是治疗 CBF-AML 的标准方案，可以使近半数的患者达到理想的长期疗效。因此，CBF-AML 通常被认为是预后较好的 AML。而编码跨膜酪氨酸激酶的 FLT3 内部串联重复序列（FLT3-ITD）突变，占 AML 的 20%~27%，是较早被证实为不良预后因素之一[15]。

　　近几年来，又有一些新的生物标志物已经得到或正在进行临床试验的验证。例如，核仁磷蛋白 1（NPM1）突变导致 NPM1 从核内转移至胞质内，它的异常定位抑制了正常的核、胞质之间的穿梭功能，其致白血病机制尚不清楚。NPM1 突变存在于 30%~35% 的 AML 患者，单一 NPM1 突变患者的预后优于伴有正常核型者[16,17]。CEBPA 是一类介导种系特异性和多能前体细胞分化为成熟中性粒细胞的转化因子，CEBPA 突变存在于 5%~14% 的 AML 患者。近来研究显示，仅双等位基因（BiCEBPA）突变是独立的预后良好因素，而单等位基因突变和野生型 CEBPA 突变对预后并无影响[18]。DNMT3A 基因编码 DNA 甲基转移酶，该基因发生突变可以导致甲基化异常，而异常的 CpG 岛甲基化与肿瘤的发病机制密切相关。DNMT3A 基因突变存在于 14%~36% 的 AML 患者，是 AML 的一个独立的不良预后因素，存在该突变的患者虽然完全缓解（CR）率无明显差异，但总生存期（OS）、无事件生存期（EFS）及无复发生存期（RFS）均明显缩短[9]。混合系列白血病（MLL）基因的部分串联重复（MLL-PTD）突变存在于 5%~10% 的 AML 患者，表现为相对较短的 CR 期，或较短的 RFS 或 EFS[19]。

2. 生物标志物对 AML 风险分层的影响

2.1. 根据细胞遗传学异常分层

急性白血病随着细胞生物学、分子生物学的研究进展，其分类越来越细。1999 年世界卫生组织（WHO）将染色体异常和分子生物学异常纳入 AML 分型[20]。AML 是一组高度异质性的疾病，治疗反应差别很大。由于 55%的成人 AML 患者有潜在的细胞遗传学异常，这些异常被临床试验证实是对白血病患者的治疗和预后最具影响力的因素。因此，最初是采用染色体异常对急性髓细胞白血病分层（见表），即三个风险组：预后良好组或低危组，中等预后组或中危组合以及预后不良组或高危组。检出 t（8；21）（q22；q22），inv（16）（p13；q22），t（16；16）（p13；q22）或者 t（15；17）的 AML 患者对阿糖胞苷/蒽环类药物为基础的治疗反应好[12~14]，属于低危组。AML 疾病谱的另一极端是高危组，包括伴随复杂核型异常（3 种以上）的白血病，任意染色体的单体（通常是 5 或 7 号单体），inv（3），t（3；3），t（6；9），少见的 t（9；22），以及 17p 异常。对 11 号染色体异常还存着一些争议，但似乎 11q23 异常，而非 t（9；11），应归为高危的细胞遗传学异常[21]。AML 患者伴有任何一项细胞遗传学高危因素都有可能对诱导化疗无反应，而其中诱导化疗有效者，即使给予包括异基因造血干细胞移植在内的最强烈巩固化疗仍容易出现复发。一项回顾性研究结果显示，1213 例 AML 患者接受了 GLAGB 方案治疗，伴有预后良好核型的患者 5 年生存率为 55%，伴有预后中等核型的患者为 24%，而那些伴有预后不良核型的患者仅为 5%[22]。随着发现一些异常分子标志物与 AML 治疗反应或预后有关，使我们有可能对基于染色体异常的风险分层进一步细化，尤其是核型正常的预后中等组占 65%，异质性仍然很大，需要借助基因水平的异常重新进行分类。

2.2. 从低危组中划分出预后不良的患者

伴有 t（8；21）或者 inv（16）的急性髓细胞白血病（AML）通

常被称为核心结合因子相关的 AML（CBF-AML），在 WHO 分型中属于"伴重现染色体异常的 AML"。与伴有其他细胞遗传学异常的 AML 的患者相比，CBF-AML 的缓解率和生存率都较高，因此被认为是低危的 AML。但是，仍有大约一半的 CBF-AML 患者不能被治愈。编码酪氨酸激酶的基因，即 KIT（v-kit Hardy-Zuckerman 4 猫肉瘤病毒癌基因同源物）和 FLT3（FMS-样酪氨酸激酶），以及 N-和 K-RAS 三磷酸鸟苷被认为是 CBF-AML 常见的继发性突变。KIT，也被称为 CD117，高表达于造血干细胞中。KIT 受体和 SCF 对维持正常造血都是必需的。一项回顾性研究评估了 KIT 突变对 t（8；21）和 inv（16）AML 预后的影响[23,24]，t（8；21）AML 中的 KIT 突变，特别是那些影响 A-环的突变，都与不良预后相关，但是 KIT 突变对 inv（16）AML 患者的预后影响并没有那么明确。尽管目前数据还不完全支持在临床应用 KIT 突变状态来指导临床治疗决策的制定，但是检测 KIT 突变作为预后不良的指标已经写入了美国国家综合癌症网（NCCN）的指南中[25]。根据目前 NCCN 指南，伴 t（8；21）或 inv（16）同时又伴 KIT 突变的 AML 被认为是中危的 AML，而不是低危的 AML。（见表）然而，依据欧洲白血病网（ELN）的建议，目前尚不推荐将评估 KIT 的突变状态作为最初的常规诊断检查的一部分，该突变迄今尚未影响到病人治疗。

2.3. 细化中危组

所谓中危组通常是指正常染色体核型 AML（CN-CML），对治疗反应和预后异质性很大，一直是研究进一步分层的热点。近年来，已经在 CN-AML 患者中鉴定出多种体细胞获得性突变，包括 MLL 基因部分串联重复（PTD），FLT3 基因内部串联重复（ITD）或酪氨酸激酶结构域（TKD）突变、NPM1、CEBPA、NRAS 和 WT1 等，其中部分突变基因已经成为具有评估预后相关性的分子标志物，使我们有可能对部分中危组患者进行重新分层。在 CN-AML 患者中，NPM1 突变率为 45%～62%。NPM1 突变在 CN-AML 患者中表现出较多的临床特征：女性多见，骨髓原始细胞数、乳酸脱氢酶水平、白细胞和血小板数均高，CD33 表达较高，CD34 表达降低或缺如。有 NPM1 突变同时不伴有 FLT3-ITD 突变的患者预后良好。同样，有 CEBPA 突变患者的 CR 率高、RFS 和 OS 均较野生型患者长。因此，美国 NCCN 指南将 CN-AML 患者中 FLT3-ITD 阴性伴有 NPM1 突变或 CEBPA 突变的患者划入低危组[25]。有 28%～34% 的 CN-AML 患者出现长度和位点不同的 FLT3 内部串联重复（ITDs）突变，多项临床研究结果显示，在 CN-AML 组中 FLT3-ITD 阳性患者较 FLT3-ITD 阴性患者预后差，EFS、RFS 和 OS 都存在差异，因此，美国 NCCN 指南将 FLT3-ITD 阳性的患者从原来的中危组划入预后不良组。

虽然对预后有影响的单基因突变检测具有临床和生物学重要性，但多个突变联合可能对预后影响的评估更有价值。然而，到目前为止，对预后良好或不良的细胞遗传学风险组的患者来说，大多数研究尚未能发现能够改变其预后的稳定的预测基因，这说明对于近 40% 有良好或不良核型风险的 AML 患者而言，染色体异常仍然是较好的治疗结果预测因子。与之不同的是，基因突变的研究在逐步改善中危核型正常 AML 患者的预后。之前的研究已经说明了 CEBPA、NPM1 和 FLT-ITD 的突变分析能够改变 CN-AML 患者的风险分层[26]。然而，更多或更广泛的基因突变分析可以对中危组患者进行重新分层。一组基于 9 个基因突变状态的临床研究，将中危组分成预后良好、中等及不良组（见图），结果显示出重要的临床意义。在中危 AML、FLT-ITD 阴性 AML、有 NPM1/IDH 突变的患者往往预后较好。IDH 突变的缺失是预后良好组的不良因素。因此，潜在的良好及不良等位基因的组合决定了复发风险[27]。伴有预后良好基因突变的患者接受标准诱导和巩固化疗后，可以取得比 CBF-AML 患者更好地预后，相反，伴有不良基因突变的患者预后与不良核型患者相似。另外，将风险分层重新定义使三组比例基本平衡，低危组占 26%，中危组占 35%，高危组占 39%。在 CN-AML 组中，有 FLT3-ITD 突变同时伴有 TET2、DN-

MT3A、MLL-PTD 突变或三倍体患者预后很差[7,28]。而不伴有上述 4 个基因突变中任何一种的 FLT3-ITD 患者，实际上与 FLT3-ITD/CEBPA 双突变患者有相似的预后。

3. AML 分层治疗

分层的目的是针对不同风险患者研究出不同的治疗方案，最后能够寻找一些特征性亚型进行特异性治疗，如同急性早幼粒细胞白血病一样，不需要造血干细胞移植也能够达到甚至超过移植的疗效，避免过度治疗导致的治疗相关死亡；划出对常规化疗反应差的患者，对这些高风险患者应当尽早进行异基因造血干细胞移植治疗，避免不必要化疗使患者失去移植的机会。

急性髓细胞白血病治疗分为诱导缓解治疗和缓解后巩固治疗。巩固治疗包括大剂量化疗、自体或异基因造血干细胞移植。但遗憾的是，到目前为止，没有找到针对不同风险组的诱导缓解方案[29]，而只对不同风险组采用哪种巩固治疗提出了建议。因此，目前分层的指导意义不在诱导治疗环节而在巩固治疗。低危组采用大剂量阿糖胞苷巩固化疗就能够取得比较好的生存率，而高危组只推荐异基因造血干细胞移植或临床试验，中危组的治疗方法虽不明确，但该组患者比例正在减少[27]。

有 t（8；21），inv（16），t（16；16）改变的 AML 伴有 KIT 突变一般对诱导化疗反应较好，但似乎往往在大剂量阿糖胞苷为基础的巩固化疗后复发风险增高，这些白血病现在被认为是预后中等的 AML。尽管 KIT 突变导致 t（8；21）患者预后不良而对 inv（16；16）患者的影响尚不明确，可能都应考虑改变缓解后的治疗方案，尤其是首次缓解后即进行异基因造血干细胞移植。

回顾性研究提示异基因移植达到的过继性免疫治疗有益于改善 FLY3-ITD（+）或具有不良细胞遗传学改变 AML 患者的生存。尽管这些患者的复发率仍然较高，但无病生存可达 50%～60%。欧洲血液及骨髓移植组的数据显示，FLT3 突变（＋）AML 异基因移植后复发率为 30%，明显低于已报道的多疗程巩固治疗后的复发率[30,31]。目前认为这种正常核型 AML 患者首次缓解后应采取异基因移植治疗。异基因移植还被推荐作为下述 AML 患者的缓解后治疗：具高危细胞遗传学改变的患者、有前驱骨髓增生异常综合征病史的白血病患者以及处于第二次或更多次缓解期的患者[32]。虽然这些因素也预示着异基因移植后有高复发风险，但移植无疑是有不良生物学特点的 AML 患者的最佳或唯一的可能带来长期生存的治疗选择[33]。

　　另外，分子生物学标志可以作为白血病残留病变（MRD）的检测[34]。白血病诊断和分层时需要依据细胞遗传学和分子生物学检测将疾病分成各种亚型和不同危险度。这些检测对治疗反应评价也是很重要的，这些基因被筛选以后就可以做残留病变检测[35]。化疗后残留病变的存在对预后影响很大，即使是预后较好的患者，如果化疗后残留病变仍然阳性，其复发率仍能达到 50%。相反，如果中危组治疗效果非常好且残留病变呈阴性，其复发率仅有 20%，所以，我们需要动态监测白血病残留病变，治疗效果对回顾性临床分层也很有意义。一些学者提出不同组合，包括危险分组结合残留病变检测，能将预后低危和高危的病人进一步分类。尽管有些低中危病人预后比较好，但是 MRD 较高者仍被列入高危组；如果高危组治疗效果不好，无论之前如何分组，预后都不理想[36]。

4. 生物标志物是治疗的潜在靶点

　　靶向治疗主要是基于白血病发病机制的研究。这种靶向治疗在白血病的治疗中已经有成功例子，从而开创了肿瘤治疗新纪元。全反式维甲酸和三氧化二砷治疗急性早幼粒细胞白血病，使这一死亡率极高的白血病可治愈，也是最早从异质性 AML 中划分出的具有特征性的亚型之一。酪氨酸酶抑制剂伊马替尼治疗慢性髓细胞白血病改变了异基因造血干细胞移植的适应证，使这种白血病转变成内科慢性病。近年来，许多针对 AML 的靶向药物进入临床试验或临床应用。例如，应用 FLT3 抑制剂索拉非尼等治疗 FLT3-ITD 突变的急性髓细胞白血病，可以使常规化疗无效的患者获得完全缓解，配合移植可以提高生存率[37,38]。应用去甲基化药物治疗老年白血病也取得了一些进展[39]，且国内报道的疗效远比国外好。尽管有些药物取得的疗效不一定与其作用机制有相关性，在体内真正起治疗作用的机制还有待于进一步研究。

5. 展望

急性白血病分型中加入分子生物学标志物的检测，有助于对急性白血病诊断、分型和预后进行更精细的分层，以真正实现白血病患者的个体化整体治疗策略，从而避免因治疗不足而致的治疗失败以及因治疗过度而导致的治疗相关死亡和医疗资源浪费。

目前，发达国家在细胞遗传学分型的基础上加入分子生物标志物，正在建立急性白血病更加精细的分型系统。尽管欧洲与美国的指南不完全一致，但都是建立在欧美等发达国家临床研究资料基础上的，尚无我国在该领域的贡献；另一方面，由于不同国家及种族患者遗传背景的不同，国外提出的基于生物标志物的分型分层系统不一定适用于中国人群，所以也迫切需要通过多中心合作开展大规模的临床研究来证实国外制定的指南是否适合中国的情况，并逐步建立适合我们中国人的精细诊断分型系统和规范治疗体系。国内目前在转化医学比较热门的还是治疗靶点和新药开发，不太重视其他方面的转化研究，因此，我们在白血病诊断、分层以及预后等方面还有很多工作要做。临床医学的最高境界就是达到个体化的治疗，急性早幼粒细胞白血病的诊断和治疗就是一个典范。

作者简介：王椿（1958～　），男，主任医师。主要研究方向：血液肿瘤发病机制及治疗对策，E-mail：wangchun2@ medmail.com.cn。

参 考 文 献

［1］Delhommeau F, et al. Mutation in TET2 in myeloid cancers. ［J］N Engl J Med, 2009, 360（22）: 2289-2301.

［2］Abdel-Wahab O, et al. Geneticcharacterization of TET1, TET2, and TET3 alterations in myeloid malignancies. ［J］Blood, 2009, 114（1）: 144-147.

［3］Gelsi-Boyer V, et al. Mutations of polycomb-associated gene ASXL1 in myelodysplastic syndromes and chronic myelomonocytic leukaemia. ［J］Br J Haematol, 2009, 145（6）: 788-800.

［4］Abdel-Wahab O, et al. Genetic analysis of transforming events that convert chronic myelo-proliferative neoplasms to leukemias. ［J］Cancer Res, 2010, 70（2）: 447-452.

［5］Mardis ER, et al. Recurring mutations found by sequencing an acute myeloid leukemia ge-nome. ［J］N Engl J Med, 2009, 361（11）: 1058-1066.

［6］Marcucci G, et al. IDH1 and IDH2 gene mutations identify novel molecular subsets within de novo cytogenetically normal acute myeloid leukemia: a Cancer and Leukemia Group B study. ［J］J Clin Oncol, 2010, 28（14）: 2348-2355.

［7］Ward PS, et al. The common feature of leukemia-associated IDH1 and IDH2 mutations is a neomorphic enzyme activity converting alpha-ketoglutarate to 2-hydroxyglutarate. ［J］Cancer Cell, 2010, 17（3）: 225-234.

［8］Yamashita Y, et al. Array-based genomic resequencing of human leukemia. ［J］Oncogene, 2010, 29: 3723-3731.

［9］Ley TJ, et al. DNMT3A mutations in acute myeloid leukemia. ［J］N Engl J Med, 2010, 363（25）: 2424-2433.

［10］Yan XJ, et al. Exome sequencing identifies somatic mutations of DNA methyltransferase gene DNMT3A in acute monocytic leukemia. ［J］Nat Genet, 2011, 43（4）: 309-315.

［11］Van Vlierberghe P, et al. PHF6 mutations in adult acute myeloid leukemia. Leukemia ［J］, 2011, 25（4）: 130-134.

［12］Rowley J. Chromosome abnormalities in leukemia and lymphoma. ［J］Ann Clin Lab Sci, 1983, 13（2）: 87-94.

［13］Estey E. Acute myeloid leukemia: 2013 update on risk-stratification and management.

[J] Am J Hematol, 2013, 88 (4): 318.

[14] Yunis J, et al. Refined chromosome study helps define prognostic subgroups in most patients with primary myelodysplastic syndrome and acute myelogenous leukaemia. [J] Br J Haematol, 1988, 68 (2): 189-194.

[15] Frohling S, et al. Prognostic significance of activating FLT3 mutations in younger adults (16 to 60 years) with acute myeloid leukemia and normal cytogenetics: a study of the AML Study Group Ulm. [J] Blood, 2002, 100: 4372-4380.

[16] Dohner K, et al. Mutant nucleophosmin (NPM1) predicts favorable prognosis in younger adults with acute myeloid leukemia and normal cytogenetics: interaction with other gene mutations. [J] Blood, 2005, 106: 3740-3746.

[17] Verhaak RG, et al. Mutations in nucleophosmin (NPM1) in acute myeloid leukemia (AML): association with other gene abnormalities and previously established gene expression signatures and their favorable prognostic significance.   [J] Blood, 2005, 106: 3747-3754.

[18] Frohling S, et al. CEBPA mutations in younger adults with acute myeloid leukemia and normal cytogenetics: prognostic relevance and analysis of cooperating mutations.   [J] J Clin Oncol, 2004, 22: 624-633.

[19] Bower M, Parry P, Carter M. Prevalence and clinical correlations of MLL gene arrangements in AML-M4/5. [J] Blood, 1994, 84 (11): 3776-3780.

[20] Harris NL, et al. World Health Organization classification of neoplastic diseases of the hematopoietic and lymphoid tissues: report of the Clinical Advisory Committee meeting-Airlie House, Virginia, November 1997. [J] J Clin Oncol, 1999, 17: 3835-3849.

[21] Cortes J, et al. Abnormalities in the long arm of chromosome 11 (11q) in patients with de novo and secondary acute myelogenous leukemias and myelodysplastic syndromes.   [J] Leukemia, 1994, 8 (12): 2174-2178.

[22] Byrd JC, et al. Pretreatment cytogenetic abnormalities are predictive of induction success, cumulative incidence of relapse, and overall survival in adult patients with de novo acute myeloid leukemia: results from Cancer and Leukemia Group B (CALGB).   [J] Blood, 2002, 100: 4325-4336.

[23] Paschka P, et al. Adverse prognostic significance of KIT mutations in adult acute myeloid leukemia with inv (16) and t (8; 21): A Cancer and Leukemia Group B Study. [J] J Clin Oncol, 2006, 24: 3904-3911.

[24] Schnittger S, et al. KIT-D816 mutations in AML1-ETO-positive AML are associated with impaired event-free and overall survival. [J] Blood, 2006, 107: 1791-1799.

[25] O'Donnell MR, et al. Acute myeloid leukemia. [J] J Natl Compr Canc Netw, 2012, 10 (8): 984-1021.

[26] Schlenk RF, et al. Mutations and treatment outcome in cytogenetically normal acute myeloid leukemia. [J] N Engl J Med, 2008, 358 (18): 1909-1918.

[27] Patel JP, et al. Prognostic relevance of integrated genetic profiling in acute myeloid leukemia. [J] N Engl J Med, 2012, 366 (12): 1079-1089.

[28] Hayette S, et al. High DNA methyltransferase DNMT3B levels: a poor prognostic marker in acute myeloid leukemia. [J] PLoS One, 2012, 7 (12): e51527.

[29] Cazzola M, Malcovati L. Prognostic classification and risk assessment in myelodysplastic syndromes. [J] Hematol Oncol Clin North Am, 2010, 24 (2): 459-468.

[30] Brunet S, Labopin M, Esteve J. Impact of flt3 internal tandem duplication on the outcome of related and unrelated hematopoietic transplantation for adult acute myeloid leukemia in first remission: a retrospective analysis. [J] J Clin Oncol, 2012, 30 (7): 735-741.

[31] Oran B, et al. Significance of persistent cytogenetic abnormalities on myeloablative allogeneic stem cell transplantation in first complete remission. [J] Biol Blood Marrow Transplant, 2013, 19 (2): 214-220.

[32] Sengsayadeth S, et al. Allo-SCT for high-risk AML-CR1 in the molecular era: impact of FLT3/ITD outweighs the conventional markers. [J] Bone Marrow Transplant, 2012, 47 (12): 1535-1537.

[33] Wang Y, et al. Impact of pretransplantation risk factors on post transplantation outcome of patients with acute myeloid leukemia in remission after haploidentical hematopoietic stem cell transplantation. [J] Biol Blood Marrow Transplant, 2013, 19 (2): 283-290.

[34] Kern W, Haferlach C, Haferlach T, et al. Monitoring of Minimal Residual Disease in Acute Myeloid Leukemia. [J] Cancer, 2008, 112: 4-16.

[35] Elihu H. Estey. Acute myeloid leukemia: 2013 update on risk-stratification and management. [J] Am J Hematol, 2013, 88: 318-327.

[36] Buccisano H, et al. Cytogenetic and molecular diagnostic characterization combined to postconsolidation minimal residual disease assessment by flowcytometry improves risk stratification in adult acute myeloid leukemia. [J] Blood, 2010, 116 (13): 2295-2303.

[37] Sharma M, et al. Treatment of FLT3-ITD-positive acute myeloid leukemia relapsing after

allogeneic stem cell transplantation with sorafenib. Biol Blood Marrow Transplant ［J］, 2011, 17 （12）: 1874-1877.

［38］ Smith C, et al. Validation of ITD mutations in FLT3 as a therapeutic target in human acute myeloid leukaemia. ［J］ Nature, 2012, 485 （7397）: 260-263.

［39］ Ferrara F. Conventional chemotherapy or hypomethylating agents for older patients with a-cute myeloid leukaemia? ［J］ Hematol Oncol, 2014, 32: 1-9.

附表　根据细胞遗传学和分子生物学异常进行风险分型

（Table　RISK STATUS BASED ON CYTOGENETICS AND

MOLECULAR ABNORMALITIES）

RISK STATUS	CYTOGENETICS	MOLECULAR ABNORMALITIE
Better-risk	inv（16） t（8；21） t（15；17）or t（16；16）	Normal cytogenetics： with NPM1 mutation or isolated CEBPA mutation in the absence of FLT3-ITD
Intermediate-risk	Normal cytogenetics +8 t（9；11） Other non defined	t（8；21），inv（16），t（16；16）： with c-KIT mutation
Poor-risk	Complex（3 clonal chromosomal abnormalities）？ −5, 5q−, −7, 7q− 11q23-non t（9；11） inv（3），t（3；3） t（6；9） t（9；22）2	Normal cytogenetics： with FLT3-ITD mutation

Cytogenetic Classification	Mutations		Overall Risk Profile
Favorable	Any		Favorable
Normal karyo-type or inter-mediate-risk ctyogenetic lesions	FLT3-ITD-negative	Mutant NPM1 and IDH1 or IDH2	
	FLT3-ITD-negative	Wild-type ASXL1, MLL-PTD, PHF6, and TET2	Intermediate
	FLT3-ITD-negative or positive	Mutant CEBPA	
	FLT3-ITD-positive	Wild-type MLL-PTD, TET2, and DNMT3A and trisomy 8-negative	
	FLT3-ITD-negative	Mutant TET2, MLL-PTD, ASXL1, or PHF6	Unfavorable
	FLT3-ITD-positive	Wild-type TET2, MLL-PTD, DNMT3A or trisomy 8, without mutant CEBPA	
Unfavorable	Any		

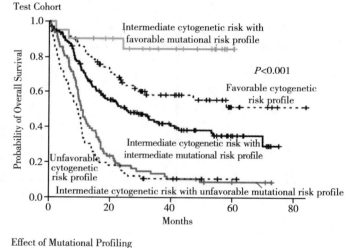

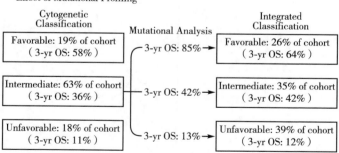

图　基于整合多个基因分析修订 AML 患者风险分层。
　　整合多个基因突变划分预后分层和描绘生存曲线。

Figure　Revised risk stratification of patients with AML on the basis of integrated genetic analysis.
Prognostic algorithm and survival curves with integrated mutational profiling are shown.

细胞信号通路调控在急性白血病靶向
治疗中的应用前景

赵维莅　薛　雯

上海交通大学医学院附属瑞金医院　上海血液学研究所

摘要： 急性白血病是一种高度侵袭性的血液恶性肿瘤。近年来，随着化疗方案的不断改进，患者预后有了显著的改善，但靶向治疗仍存在巨大挑战。随着对其分子发病机制认识的深入，发现一系列细胞信号通路与肿瘤的生长和耐药有关，针对这些通路设计的靶向治疗药物，能特异地针对肿瘤细胞，促进肿瘤缓解，提高患者预后。本文主要对基于细胞信号通路调控的急性白血病靶向治疗应用前景作一综述。

关键词： 急性白血病，细胞信号通路，靶向治疗

随着科学技术的发展，白血病发病机制的研究不再局限于单一的角度，而是试图整合不同层次信息，着重不同病因的相互作用，以期多元化地理解生物系统发生功能异常的过程。同时，通过基础和临床研究的整合，深入探索白血病的发生发展，进一步运用转化医学的理念探索白血病的靶向治疗，对最终攻克这一疾病具有重要意义。细胞信号通路与白血病细胞生长、分化、凋亡等生物学功能的异常密切有关，针对这些通路设计相应的治疗药物能靶向性与致癌位点结合，特异性杀伤肿瘤细胞，而较少作用于肿瘤周围的正常组织，从而提高患者完全缓解率与预后。

研发针对肿瘤基因突变的靶向药物将有助于改善预后，急性白血

病的靶向治疗是目前最为成功的模式，针对 PML-RARα 治疗急性早幼粒细胞白血病的全反式维甲酸和三氧化二砷，针对 BCR-ABL 治疗慢性粒细胞白血病的伊马替尼及第二代酪氨酸蛋白酶抑制剂，使上述两种疾病的疗效有了突破性的提高。我们最新研究的针对 AML1-ETO 的二萜类天然产物冬凌草素也取得了初步的临床效果。上述临床成果激励我们将这些成功的治疗策略扩展至其他类型白血病的治疗。

以急性髓细胞白血病（acute myeloid leukemia，AML）为例，许多患者白血病细胞的染色体核型正常，一些新的治疗方法包括核苷酸药物、表观遗传学药物、单克隆抗体等虽已逐步应用于临床，但这些药物缺乏特异的治疗靶点，易产生疾病耐药和复发。对正常核型 AML 中分子改变的认识仍十分有限，是 AML 分子靶向治疗发展的一个主要阻碍。因此，如何针对潜在的分子生物学异常及其所累及的细胞信号途径开展靶向治疗，是现今白血病治疗领域的研究热点。

1. NPM1 突变

NPM1 突变是正常核型 AML（AML with normal karyotype，AML-NK）中最常见的分子改变，约占所有 AML-NK 的 60%，NPM1 位于 5q35，编码一种由 294 个氨基酸组成的核磷酸蛋白（Nucleophosmin protein），是一种在细胞中广泛表达的多功能蛋白质，辅助核糖体蛋白组装，维持基因组稳定性，通过与 p53 相互作用参与细胞周期调节及凋亡调控。尽管 NPM 因含有一个高效核仁结合域而定位于核仁颗粒区，但它可以不断在核仁、核质和胞质中穿梭，Crm1 作为一种输出受体参与 NPM1 的出核运输[1]。当 NPM1 发生突变时，290 位和/或 288 位色氨酸残基丢失，使其丧失或降低与核仁的结合力，另一方面由于产生了新的出核信号，增强了 Crm1 依赖的 NPM1 出核运输，同时，突变型 NPM1 还能以二聚体的形式将野生型 NPM1 带入细胞质，最终共同导致白血病细胞胞质内 NPM1 的异常聚集。一系列证据强烈指向 NPM1 突变为一种在 AML 发生过程中的早期起始事件[2]，使其成为一个理想的治疗靶点。

1.1　靶向针对 NPM1 异常运输

一些证据表明 Crm1 依赖的 NPM1 异常运输是白血病发生过程中关键步骤[3,4]，因此它成为 AML 治疗的理想靶点。尽管在体外试验中，应用来普霉素 B（共价不可逆地与 Crm1 结合）可以使突变型 NPM1 重新入核[1]，但其在体内应用中仍然存在较多问题。突变型 NPM1 丢失了 C 端色氨酸残基，来普霉素 B 使其入核后并不能回到核仁，另一方面，来普霉素 B 的作用缺乏特异性，Crm1 在正常细胞和肿瘤细胞的 RNA、蛋白质转运至核外的过程中起重要作用，因此在一项 I 期临床试验出现神经性厌食和焦虑等较为明显的毒副作用，该项实验的结果促使我们重新寻找新的 Crm1 抑制剂[1]。

1.2　靶向针对残余的野生型 NPM1 蛋白

NPM1 是核仁组装的关键轴心蛋白，一旦缺失会影响核仁的结构，目前认为核仁中残余的正常 NPM1 可能是 NPM1 突变型白血病细胞生存所必需的蛋白[5]，加之发生 NPM1 突变的白血病细胞中含有的正常 NPM1 少于正常细胞，因此对药物更加敏感，这使得通过药物干扰正常 NPM1 的定位和功能成为一种潜在的治疗方法。一些常规的化疗药物如放线菌素 D（actinomycin D）、柔红霉素（daunorubicin）、5-氟尿嘧啶（5-fluorouracil）和喜树碱（camptothecin）可以将 NPM1 从核仁易位到核质从而发挥细胞毒作用[1]。另一方面，可以使用一些小分子与核仁中残余的正常 NPM1 结合从而影响其核仁构建能力，以期增强白血病细胞的死亡趋势或增加对化疗药物的敏感性。在一项柔红霉素联合氯法拉滨治疗初发老年 AML 的 II 期临床试验中，共入组 21 例患者，其中 6 例完全缓解（CR），两例部分缓解（PR），总体反应率（ORR）达 38.1%，主要不良反应为血小板和中性粒细胞的减少[6]。

1.3　表观遗传学靶点

NPM1 突变的 AML 表现出了明显的表观遗传学特征，约有 60%

的 NPM1 突变的 AML 同时出现 DNA 甲基转移酶 A（DNMT3A）基因的突变。NPM1 通过与组蛋白相互作用，参与染色质的重塑，因此影响核小体的组装以及 DNA 的转录、复制和修复等。AML 中 DNA 甲基化或组蛋白修饰模式的变化都可以成为表观遗传学药物作用的靶点。一些 DNA 甲基转移酶抑制剂，如 5-氮杂胞苷（5-azacytidine，5-AZA）和地西他滨（decitabine）可以导致 DNA 低甲基化以及细胞的分化或凋亡[7]。5-AZA 的抗肿瘤作用中，也至少有一部分是由于干扰异常DNA 甲基化导致一些已经沉默的抑癌基因重新活化。一项临床试验表明 5-AZA 治疗 10 例 NPM1 突变的 AML 患者预防复发，7 例患者产生应答[8]。

1.4 维甲酸（retinoic acid，RA）

一些实验表明 RA 的信号通路是 NPM1 突变 AML 的潜在治疗靶点。在 RA 诱导分化过程中，NPM1 被募集到特定 RA 反应基因的启动子，通过改变染色质的结构抑制其基因转录，在 NPM1 突变出核后会导致 RA 目的基因去抑制化[1]。但一些实验表明 ATRA 的抗肿瘤作用是由于 NPM1 突变蛋白的下调和凋亡而并非诱导分化[1]。一项回顾性研究提示，ATRA 诱导化疗的辅助药物，可以显著改善 NPM1 突变但不伴 FLT3-ITD 的 AML 患者的预后[1]，但在另一项实验中却没有得出一致的结果[9]，其具体的疗效和作用机制有待进一步阐明。

2. FLT3 突变

FLT-3（FMS-like tyrosine kinase 3）跨膜区内部串联重复（internal tandem duplication，ITD）突变是近年来发现的 FLT-3 基因最常见的一种突变类型，约四分之一的 AML 患者携带 FLT3-ITD 突变，这些患者对传统化疗方案反应不佳，易复发，预后较差。FLT3 位于13 号染色体上，包含 24 个外显子，编码一种Ⅲ型酪氨酸激酶受体，包括由五个 Ig 样结构域组成的胞外区，一个跨膜区，一个近膜区（juxtamembrane JM），以及胞内由激酶插入区分隔而成的两个酪氨酸激酶区（tyrosine kinase domain，TKD）。当 FLT3 与配基结合，自身二聚化最终引起膜内部分磷酸化，TKD 活化，激活 PI3K、AKT、MAPK 和 STAT-5 等重要的下游通路信号转导分子。约 23% 的 AML 患者携带 FLT3 第 14 个外显子的 ITD，该突变使近膜区负向调节的功能丢失，另有约 7% 的患者携带位于 835 天冬氨酸残基的激酶域活化环突变，这些突变使 FLT3 持续激活，导致 STAT-5、MAPK 和 AKT 等下游信号通路的活化，从而抑制细胞凋亡，导致细胞增殖失控，在白血病的发生中起重要作用[10]。

2.1 索拉菲尼（Sorafenib）

索拉菲尼是一种酪氨酸激酶抑制剂，它能够抑制 FLT3 的磷酸化和下游信号转导，最终引起白血病细胞的凋亡。但常规化疗引起的骨髓抑制会导致 FLT3 配体（FLT3 ligand，FL）水平增高，FL 可以阻断 TKI 的作用并通过与突变受体结合而促进白血病细胞的生存，最终导致对索拉菲尼发生耐药。在 5-AZA 和索拉菲尼联合用药时 FL 并不会升高到使用细胞毒药物患者的水平，因此更有利于 FLT3 的抑制[11]。常见的治疗方案有索拉菲尼+氮杂胞苷、索拉菲尼+阿糖胞苷+柔红霉素和索拉菲尼+造血干细胞移植。

2.1.1 索拉菲尼+氮杂胞苷

在该项临床试验中，共入组 43 例 携带 FLT3 ITD 的 AML 患者，其中 CRi 27%，CR 16%，PR 3%，使用 5-AZA 75 mg/m² qd，维持 7 天，索拉菲尼 400 mg 口服每日两次，用药两个周期，CR/CRi 中位维持时间为 2.3 个月，64% 的患者达到了 FLT3 的完全抑制（>85% 为完全抑制）[11]。

2.1.2 索拉菲尼+阿糖胞苷+柔红霉素

另一项 Ⅱ 期药物临床试验中，入组 62 例 AML 患者，使用方案为阿糖胞苷 1.5 g/m² qd，维持 4 天，柔红霉素 12 mg/m² qd，维持 3 天，索拉菲尼 400 mg bid，维持 7 天。49（79%）例患者达到 CR，其中带有 FLT3 突变的患者 CR 为 89%（17/19），不带有 FLT3 突变的患者

CR 为 74% （32/43）[12]。

2.1.3 索拉菲尼+造血干细胞移植

在一项索拉菲尼用于治疗 FLT3-ITD AML 患者的多中心临床试验中，一共入组 65 例患者，CR 为 23%，其中 29 例为异体移植患者，异体移植患者中 38% 产生耐药，而非异体移植患者耐药率为 47%。基于靶向治疗药物和异体免疫调控的理念，异体移植患者和非异体移植患者用药后的反应不尽相同。异体移植患者的"索拉菲尼"治疗疗效更好，说明其具有协调机体免疫调控的联合靶向治疗的功能[13]。

2.2 PKC412+阿糖胞苷+柔红霉素

PKC412 是许多蛋白的强效抑制剂，其中最重要的是三类酪氨酸激酶，如 FLT3 和 KIT。有临床试验表明该药效果良好，入组 40 例 AML 患者，化疗方案为阿糖胞苷 200 mg/m^2 qd，维持 7 天，柔红霉素 60 mg/m^2 qd，维持 3 天，PKC412 50 mg bid，维持 14 天，32（80%）例患者达到 CR，其中带有 FLT3 突变的患者 CR 为 92%（12/13），不带有 FLT3 突变的患者 CR 为 76%（20/27）[14]。

3. JAK-STAT 通路

JAK 是一组可溶性酪氨酸激酶，属于非受体酪氨酸激酶家族，包括 JAK1、JAK2、JAK3 和 Tyk2，它们在细胞因子、生长因子受体将信号传导入核的过程中起到重要作用。STAT 是信号转导和转录活化因子，被 JAK 磷酸化后形成二聚体并进入细胞核，促进相关 DNA 的转录，STATs 参与介导影响细胞生长、分化和凋亡等多种细胞活动[15]。JAK2 的异常活化在各种造血系统恶性肿瘤中发挥重要作用。V617F 突变导致突变的假激酶区域对激酶区域（JAK2 的活性部分）的负调控能力受到损害，引起 JAK2 的持续激活，出现细胞因子和生长因子信号失控，进而发生骨髓增殖性肿瘤[15]。

Ruxolitinib 是一种强效的、选择性 JAK1/JAK2 抑制剂，能降低 p-STAT3 水平，最初被用于治疗骨髓增殖性疾病。由于 JAK-STAT 通路异常在各种白血病中备受重视，因此多项有关 Ruxolitinib 疗效的临床试验也正在进行中[15]。

4. 哺乳动物雷帕霉素靶蛋白（mammalian target of rapamycin，mTOR）通路

对 mTOR 通路的研究也是近几年的热点，哺乳动物雷帕霉素靶蛋白（mammalian target of rapamycin，mTOR）是一种丝氨酸/苏氨酸激酶，对调节细胞代谢、生长、存活具有重要作用。在生物体以两种复合物的形式存在，即 mTOR-Raptor（mTORC1）复合物和 mTOR-Rictor（mTORC2）复合物。mTORC1 复合物的主要作用是通过调节蛋白质的合成影响细胞生长和增殖，与细胞生长和永生化有关。mTORC2 复合物主要参与细胞骨架蛋白的构造。这两种复合物均能被生长因子激活。其上游的 PI3K 是一个膜结合的酶家族，共分为三类。一类是脂质激酶，可以产生第二信使 PIP3，这些激酶参与调控增殖、凋亡、细胞内运输和细胞骨架重建；二类激酶的靶点尚不清楚；三类激酶在细胞内运输中起重要作用并且与 mTOR 信号激活和自噬调控密切相关。一类和三类激酶起始的通路可以经一种丝氨酸/苏氨酸激酶 AKT 相互连接[16]。与许多其他类型肿瘤相同，PI3K-AKT-mTOR 通路的持续异常激活也会促进白血病的发生。PI3K 的激活能引发 mTORC1 活性增加，因此 mTORC1 是一个较为有前景的靶点，许多针对 mTORC1 的药物（雷帕霉素衍生物）被研发并投入临床试验，例如 RAD001（依维莫司 everolimus）、CCI-779（西罗莫司 temsirolimus）等，然而疗效并不显著，患者容易产生对 mTORC1 抑制剂的耐药，该现象有可能因为 mTORC1 被抑制后产生从 S6 kinase 到 IRS-1 的负反馈环，导致 AKT 和 PI3K 反馈激活[17]。

4.1 mTORC1/mTORC2 双重抑制剂

研究表明，针对 PI3K、AKT、mTOR 设计的靶向药物都能够诱导白血病细胞的死亡，单纯的 mTOR 抑制剂在实体肿瘤中有效，但易产

生耐药。已经有体外实验显示，同时靶向针对 mTORC1、mTORC2 的药物疗效更好。有实验表明即使在 mTORC1 抑制剂无法抑制肿瘤细胞生长的情况下，mTORC1 和 mTORC2/AKT 信号通路双靶点抑制剂仍然有效[18]。

4.2　二甲双胍（metformin）

用于治疗糖尿病的药物二甲双胍（metformin）可以通过 AMPK 的激活来定向抑制 mTOR 通路，提高急性白血病，特别是急性淋巴细胞白血病（acute lymphoblastic leukemia，ALL）对化疗药物的敏感性。二甲双胍一方面抑制细胞代谢，AMP 浓度上升，激活 AMPK，抑制 mTORC1，拮抗因 PI3K-AKT 异常激活引起的 mTOR 活化；另一方面通过直接激活或通过其他未知途径激活 p53，在某些类型的肿瘤细胞（如前列腺肿瘤、乳腺肿瘤）中，能降低 REDD1 触发细胞周期停滞，细胞水平通过细胞周期停滞或凋亡降低白血病细胞的代谢、增殖、存活[18]。在 mTORC1 异常激活的 T-ALL 细胞系 和 T-ALL 患者原代细胞中，二甲双胍可以诱导产生自噬和凋亡，并且对处于增殖期的健康人的 CD4$^+$T 淋巴细胞表现出较低的毒性。回顾性分析表明服用二甲双胍的患者确实获得了更好的反应率，该设想已投入临床试验[19]。

5. 极光激酶抑制剂（Aurora kinase inhibitors）

Aurora kinase 在有丝分裂中起到重要作用，参与调控中心粒功能、纺锤体形成、染色体分体和胞质分离。Aurora kinase A 和 B 的过度表达会造成细胞分裂过程中的调节异常，与遗传不稳定和恶性肿瘤密切相关。在实体肿瘤和白血病中都发现其过度表达[20]。

5.1　Barasertib（AZD1152）

Barasertib 是一种前体药物，在血清中被磷酸酶催化迅速分裂释放出 barasertib-hQPA，是一种高效的选择性 Aurora kinase B 的抑制剂。体外实验表明它能阻断 histone H3 磷酸化，提高四倍体细胞的数量，诱导人白血病细胞的凋亡[21]。在一项 Barasertib 和小剂量阿糖胞苷对比用于治疗 AML 的 II 期临床试验中，可以看到使用 Barasertib 的患者 CR 明显高于使用阿糖胞苷的患者（分别为 35.4% 和 11.5%），最常见的副作用为口腔炎和发热性中性粒细胞减少[22]。

5.2 Danusertib

Danusertib 是一种小分子 3-氨基吡唑衍生物，可以高效阻断全部 aurora kinases。Danusertib 可较显著地降低 Ph+ALL 细胞的生长，并有效阻断 BCR/ABL 酪氨酸激酶的活性。接种人类 BCR/ABL T315I ALL 细胞的小鼠，应用 Danusertib 治疗后生存时间明显较长，预后更佳[23]。

6. BCR 通路

除了 mTOR 受体抑制剂、BCR 通路阻滞剂是另外一种新型治疗药物，BCR 的激活在 B 细胞性淋巴瘤的增殖和存活中起到了重要的作用。BCR 是一个多蛋白结构，由两个位于细胞膜外非共价相连的抗原结合亚单位组成，它们各有一个末端 ITAM，BCR 的聚合导致 ITAM 的磷酸化，该磷酸化的过程由 Src 家族蛋白激酶例如 Lyn 催化，磷酸化的 ITAM 此时扮演脾酪氨酸激酶（Tyrosine-protein kinase，Syk）的锚定位点，和 Syk 的 SH2 区结合，Syk 构象改变，暴露出两个调节性酪氨酸残基，催化下游目标磷酸化。Syk 激活 Btk 和 PI3K，前者可激活 PLCγ，产生 IP3 和 DAG，继而促进胞内 Ca^{2+} 的释放及 PKC 通路的激活，继而激活 NF-κB 通路；后者能形成 PIP3，使 AKT 招募至胞膜表面，被 mTORC2 激活，从而对生存及增殖起重要调节作用[24]。这条通路中，针对 Syk、Btk、PKC 设计的靶向药物例如 Fostamatinib disodium、PCI-32765、Enzastaurin 等表现出较好的临床应用前景，有待大规模临床试验的进一步验证。

7. 其他策略

其他潜在的治疗策略包括：①两个细胞信号途径的联合靶向治

疗，包括 SFK 和 RTK 的联合治疗；②MLL 下游的 Wnt 通路的调控药物；③通过 Rac-GTP 酶进行调控和 Bcl-2 的拮抗物共同靶向治疗。还有通过不同靶点作用在同一个信号通路的药物，比如 PI3K 和 mTOR，BTK 和 PLK 联合抑制剂等，均具有良好的临床应用前景。

总之，现今靶向治疗的发展趋势，正从单药物的靶向逐步过渡到多药物的联合靶向，以期进一步提高疗效。靶向药物毒性减小，也使联合靶向治疗策略成为可能。靶向药物不仅应用于复发难治患者的"挽救性"治疗，更应该应用于作为巩固、维持、甚至微小残留病变为导向的"抢先性"治疗。更重要的是，靶向治疗正从经典的靶向肿瘤细胞本身，过渡到联合肿瘤免疫调控的靶向"微环境"治疗；从单纯的化学药物合成，发展到天然药物的筛选，这必将大大拓展靶向治疗的视野。最后，多中心临床试验对于靶向治疗基础和临床整合具有举足轻重的意义，其关键是要有很好的潜在合作意识以及合理的利益分享原则并加以有效地维系。临床试验不仅是通过临床疗效研究说明问题，更应是基于科学研究的临床结果的综合分析，从而能更好地向国际血液学界展示具有中国特点的先进的临床转化成果。

作者简介：赵维莅（1973~ ），女，主任医师。主要研究方向：血液肿瘤的临床与基础研究，E-mail：zhao.weili@yahoo.com

参 考 文 献

［1］Falini B, et al. Acute myeloid leukemia with mutated nucleophosmin（NPM1）: any hope for a targeted therapy［J］? Blood Rev, 2011, 25（6）: 247-254.

［2］Falini B, et al. Acute myeloid leukemia with mutated nucleophosmin（NPM1）: is it a distinct entity［J］? Blood, 2011, 117: 1109-1120.

［3］Liso A, et al. In human genome, generation of a nuclear export signal through duplication appears unique to nucleophosmin（NPM1）mutations and is restricted to AML［J］. Leukemia, 2008, 22: 1285-1289.

[4] Falini B, et al. Altered nucleophosmin transport in acute myeloid leukaemia with mutated NPM1: molecular basis and clinical implications [J]. Leukemia, 2009, 23: 1731-1743.

[5] Zidan M, Shaaban H, El Ghannam D. Prognostic Impact of Nucleophosmin 1 (NPM1) Gene Mutations in Egyptian Acute Myeloid Leukemia Patients [J]. Turk J Haematol, 2013, 30 (2): 129-136.

[6] Vigil CE, et al. Phase Ⅱ trial of clofarabine and daunorubicin as induction therapy for acute myeloid leukemia patients greater than or equal to 60 years of age [J]. Leuk Res, 2013, 37 (11): 1468-1471.

[7] Erba HP. Has there been progress in the treatment of older patients with acute myeloid leukemia [J]? Best Pract Res Clin Haematol, 2010, 23: 495-501.

[8] Sockel K, et al. Minimal residual disease-directed preemptive treatment with azacitidine in patients with NPM1-mutant acute myeloid leukemia and molecular relapse [J]. Haematologica, 2011, 96 (10): 1568-1570.

[9] Burnett AK, et al. The impact on outcome of the addition of all-trans retinoic acid to intensive chemotherapy in younger patients with nonacute promyelocytic acute myeloid leukaemia: overall results and results in genotypic subgroups defined by mutations in NPM1, FLT3, and CEBPA [J]. Blood, 2010, 115: 948-956.

[10] Fathi AT, Chabner BA. FLT3 inhibition as therapy in acute myeloid leukemia: a record of trials and tribulations. Oncologist [J], 2011, 16 (8): 1162-1174.

[11] Ravandi F, et al. Phase 2 study of azacytidine plus sorafenib in patients with acute myeloid leukemia and FLT-3 internal tandem duplication mutation [J]. Blood, 2013, 121 (23): 4655-4662.

[12] Ravandi F, Arana Yi C, Cortes JE, et al. Final report of phase Ⅱ study of sorafenib, cytarabine and idarubicin for initial therapy in younger patients with acute myeloid leukemia [J]. Leukemia, 2014, Epub ahead of print.

[13] Metzelder SK, et al. High activity of sorafenib in FLT3-ITD-positive acute myeloid leukemia synergizes with allo-immune effects to induce sustained responses [J]. Leukemia, 2012, 26 (11): 2353-2359.

[14] Stone RM, et al. Phase IB study of the FLT3 kinase inhibitor midostaurin with chemotherapy in younger newly diagnosed adult patients with acute myeloid leukemia [J]. Leukemia, 2012, 26 (9): 2061-2068.

［15］ Naqvi K, et al. A potential role of ruxolitinib in leukemia. Expert Opin Investig Drugs ［J］, 2011, 20 (8): 1159-1166.

［16］ Reikvam H, et al. Antileukaemic effect of PI3K-mTOR inhibitors in acute myeloid leukaemia-gene expression profiles reveal CDC25B expression as determinate of pharmacological effect ［J］. Br J Haematol, 2014, 164 (2): 200-211.

［17］ Jordan NJ, et al. Impact of dual mTORC1/2 mTOR kinase inhibitor AZD8055 on acquired endocrine resistance in breast cancer in vitro ［J］. Breast Cancer Res, 2014, Epub ahead of print.

［18］ Rosilio C, et al. Metformin: A metabolic disruptor and anti-diabetic drug to target human leukemia ［J］. Cancer Lett, 2014, Epub ahead of print.

［19］ Vu K, et al. A randomized controlled trial of an intensive insulin regimen in patients with hyperglycemic acute lymphoblastic leukemia ［J］. Clin Lymphoma Myeloma Leuk, 2012, 12 (5): 355-362.

［20］ Foran J, et al. A Phase I and Pharmacodynamic Study of AT9283, a Small-Molecule Inhibitor of Aurora Kinases in Patients With Relapsed/Refractory Leukemia or Myelofibrosis ［J］. Clin Lymphoma Myeloma Leuk, 2013, Epub ahead of print.

［21］ Farag SS. The potential role of Aurora kinase inhibitors in haematological malignancies ［J］. Br J Haematol, 2011, 155 (5): 561-579.

［22］ Kantarjian HM, et al. Stage I of a phase 2 study assessing the efficacy, safety, and tolerability of barasertib (AZD1152) versus low-dose cytosine arabinoside in elderly patients with acute myeloid leukemia ［J］. Cancer, 2013, 119 (14): 2611-2619.

［23］ Fei F, et al. Treatment of human pre-B acute lymphoblastic leukemia with the Aurora kinase inhibitor PHA-739358 (Danusertib) ［J］. Mol Cancer, 2012, 11: 42.

［24］ Efremov DG, Laurenti L. The Syk kinase as a therapeutic target in leukemia and lymphoma ［J］. Expert Opin Investig Drugs, 2011, 20 (5): 623-636.

肿瘤靶向治疗的挑战及应对策略

任瑞宝

上海交通大学医学院附属瑞金医院，上海血液学研究所
医学基因组学国家重点实验室

摘要：近年来的肿瘤基因组大规模测序结果揭示了肿瘤遗传变异的高度复杂性，肿瘤靶向治疗研发面临以下主要挑战：①多数肿瘤细胞有多个肿瘤驱动突变基因；②肿瘤异质性及肿瘤进化；③多数肿瘤驱动突变基因难以成为治疗靶点。本文以 IRF4 作为肿瘤基因和抑癌基因的双重性及肿瘤中最常见但难以成为治疗靶点的驱动突变基因之一，RAS 肿瘤基因为例，阐明肿瘤靶向治疗的挑战及探讨其应对策略。

关键词：肿瘤遗传变异，肿瘤靶向治疗，IRF4，RAS，合成致死

由于肿瘤改变了正常细胞的生理与生化过程，癌细胞的生存变得过度依赖某些癌基因（oncogene addiction）[1]或非癌基因（non-oncogene addiction）[2,3]。攻击这些靶点在有些情况下起到了抗肿瘤疗效。近年来一些靶向肿瘤治疗获得了成功，针对癌基因 BCR/ABL 产物的酪氨酸激酶抑制剂（imatinib，Gleevec）治疗慢性粒细胞白血病（CML）被誉为分子靶向治疗的里程碑式的发现[4]。CML 细胞的生存生长依赖于 BCR/ABL 融合蛋白激酶的活化，因此对 BCR/ABL 蛋白激酶抑制剂非常敏感。

我国在肿瘤靶向治疗方面也取得了辉煌的成就。从 20 世纪 80 年代初开始，上海血液学研究所就一直致力于对发病原理认识基础上的

白血病新型治疗的转化研究，并且在急性早幼粒细胞白血病（APL）基因产物靶向诱导分化、凋亡治疗方面取得了显著的成就，通过全反式维甲酸（ATRA）与三氧化二砷（ATO）联合用药，使 APL 这种曾经被视为最凶险的白血病亚型成为第一种有可能治愈的髓系白血病[5]。研究发现 ATRA 的作用靶点是 PML-RARα 融合蛋白中维甲酸受体（RARα）部位，而砷剂则能选择性地降解 PML 蛋白部分，形成一种协同作用，使 APL 成为世界上第一种应用联合靶向治疗治愈的恶性肿瘤。

然而，单一靶向治疗对大多数肿瘤效果有限。近年来肿瘤全基因组的大规模测序结果揭示了大多数恶性肿瘤的肿瘤基因型高度复杂，具有非常大的不均一性，且多数肿瘤驱动突变基因难以成为治疗靶点[6]。面对高度复杂、异质多样的肿瘤基因突变，治疗靶点的选择就变得极其困难，大多数恶性肿瘤的靶向治疗仍面临巨大挑战。

1. IRF4 作为肿瘤基因和抑癌基因的双重性

用一个我们研究的例子来讲一下肿瘤相关基因的复杂性。干扰素（Interferon）是一个参与天然免疫的因子，它是通过干扰素调节因子（interferon regulatory factors，IRFs）起作用的[7]。虽然 IRFs 是调控免疫作用的，但同时参与调节细胞的分化作用，也是重要的肿瘤天然免疫屏障之一[8]。IRF4 和 IRF8 主要在造血系统表达[9~11]，IRF4 不仅参与免疫调解还对血细胞的发育比如晚期 B 细胞的分化起关键作用。除此之外，IRF4 和 IRF8 对早期 B 细胞发育起到重要的共同调节作用[12, 13]。

已知 IRF8 是个抑癌基因，IRF8 基因敲除小鼠自发产生白血病[14]。而以前的报道显示 IRF4 是个肿瘤基因，其高表达促进多发性骨髓瘤的发病，降低 IRF4 表达可以杀死骨髓瘤细胞[15]。但是干扰素对慢性髓细胞白血病（CML）有一定的治疗作用，而 IRF4 高表达的 CML 病人对干扰素治疗敏感[16]，这跟其肿瘤基因功能不相吻合。我们研究了 IRF4/IRF8 双敲除小鼠，发现虽然缺失 IRF8 诱导了白血病疾病，但是需要经过漫长的时间。如果把 IRF4 基因敲除，IRF8 缺失小鼠的白血病发病大大加快。这一研究显示 IRF4 在髓细胞中起抑癌基因的功能[17]。

我们也研究了 IRF4 在 BCR/ABL 诱导的急性 B 淋巴细胞白血病（B-ALL）中的作用，结果显示敲除 IRF4 以后疾病发生加快，而 IRF4 高表达则抑制 BCR/ABL 诱发 B-ALL，揭示 IRF4 虽然在晚期 B 细胞是一个肿瘤基因，在早期 B 细胞中是一个抑癌基因[18]。

无疑，一个基因在一个环境下具有肿瘤基因功能，在另外一个环境下却发挥抑癌基因功能的现实为肿瘤靶向治疗带来了挑战。简单增强 IRF4 功能则促进了骨髓瘤的发生，降低其功能又促进髓细胞或 B 细胞白血病的功能。因此，治疗相关疾病需要深入研究 IRF4 的分子机制。我们正致力于研究 IRF4 作为肿瘤基因是通过什么通路，抑癌又是怎样的机制，什么情况下发挥抑癌基因作用，什么情况下起肿瘤基因功能，通过研究这些通路和生物学机制找到有效的靶向治疗方案。

2. RAS 肿瘤靶向治疗研究

肿瘤中最常见但难以成为治疗靶点的驱动突变基因之一是 RAS 肿瘤基因。RAS 蛋白是具有分子开关作用的小分子 GTP 酶（鸟苷酸酶），在调控细胞的生长、分化、凋亡及细胞周期等一系列重要生命活动中起重要信号传导作用。RAS 蛋白是具有分子开关作用的小分子 GTP 酶（鸟苷酸酶），在调控细胞的生长、分化、凋亡等一系列重要生命活动中起信号传导作用[19]。RAS 异常激活与恶性肿瘤的发生发展密切相关。30% 人类恶性肿瘤存在 *RAS* 基因突变，另有许多调节 RAS 活性的相关基因发生致癌性突变也能引起 RAS 的异常激活[20]。但是，由于 RAS 的酶活性起"自我关闭"作用，突变后因 RAS 鸟苷酸酶失活而将 RAS 锁在与 GTP 结合的激活状态，且 GTP-RAS 结合的亲和力非常高，导致 RAS 蛋白本身无法成为抗肿瘤治疗的理想"靶点"。RAS 突变引起的肿瘤被列为最难攻克的癌症之一，寻找其他可能阻抑 RAS 信号通路的靶点对于 RAS 相关肿瘤的治疗至关重要。我们采用"靶点到药物"及"化合物-肿瘤突变合成致死"两条研究途径寻找抗 RAS 肿瘤靶点及靶向药物。

RAS 蛋白是在胞质内游离核糖体中合成的亲水性蛋白[19]。新合成的 RAS 蛋白游离于胞质中，必须通过一系列的翻译后修饰（post-translational modifications，PTM），才能正确锚定在细胞膜内侧并获得其生物学活性。因此抑制 RAS 蛋白的翻译后修饰可能是阻抑 RAS 功能的有效手段。

RAS 基因家族包含 3 个成员，分别编码四种高度同源的蛋白质：H-RAS，NRAS，以及 KRAS4A 和 4B，其中后两者是选择性剪切产生的同源异构体，仅在羧基端第 4 个外显子存在差异[21]。在 RAS 蛋白翻译后修饰过程中，法尼基转移酶（Farnesyl Transferase，FT）介导的 RAS 异戊烯化修饰是第一步也是必需的一步[22, 23]。因此法尼基转移酶抑制剂（farnesyltransferase inhibitors，FTIs）一度成为相关药物研发的重点。然而 FTIs 在临床上并未取得相应的成功[24]，主要原因在于：即使在 FTIs 存在的情况下，人类肿瘤中起主要致癌作用的 NRAS 和 KRAS，在香叶基香叶基转移酶（geranylgeranyltransferase，GGT）的异戊烯化修饰后仍具有 RAS 活性[25]。联合使用 FT 和 GGT 的抑制剂虽然可阻止 NRAS 和 KRAS 的翻译后修饰及其活性，但由于"脱靶效应"而产生的毒性极大限制了其临床应用（FT 和 GGT 是数百种蛋白的异戊烯化修饰酶）[26]。因此，人们的研究兴趣转向异戊烯作用之后的 RAS 翻译后修饰，并研究其作为可能的抗癌药物靶标。

HRAS，NRAS，和 KRAS4A 的棕榈酰化修饰（Palmitoylation）是它们与质膜结合的基础。我们的研究发现，在小鼠体内表达致癌性 RAS 可以引起髓系白血病[27, 28]。借助于这一动物模型，我们检验了蛋白质翻译后修饰在 RAS 致白血病过程中的重要性，并率先发现

RAS 棕榈酰化修饰在白血病发生过程中起关键作用[29]。此研究第一次证明了棕榈酰化修饰是 NRAS 引起白血病过程是一个关键步骤，提示我们靶向棕榈酰化修饰的治疗可能对包括恶性血液肿瘤在内的 NRAS 相关肿瘤产生很好的治疗效果。同样在依赖棕榈酰化修饰的 HRAS 相关恶性肿瘤治疗中也可能有效。最近另一项研究显示，尽管缺乏棕榈酰化修饰的 KRAS4B 是相对丰度较高的剪切异构体，但 KRAS4A 在肺癌的发生发展过程中也发挥了必不可少的作用[30]，而 KRAS4A 与质膜结合需要棕榈酰化修饰。这一结果提示我们，靶向棕榈酰化修饰的治疗策略可能同样适用于 KRAS 突变相关的肿瘤。

除了直接由基因突变引起的活化，RAS 还可以被一些其他致癌性突变所激活，例如活化的蛋白酪氨酸激酶 BCR/ABL，EGFR，IGFR，FGFR，MET，等等。我们的研究显示，在细胞中缺乏棕榈酰化修饰的突变型 NRAS 无法定位于胞浆膜上，但仍然具有结合 GTP 的能力[29]。这一结果提示这种棕榈酰化修饰缺陷的活化型 RAS 在 RAS 信号通路中可能起到显性抑制作用。为证明这一理论，我们检验了 RAS 棕榈酰化修饰受抑制后在 BCR/ABL 的致白血病过程中的作用，发现阻止 RAS 的棕榈酰化修饰后，可以极大地抑制 BCR/ABL 诱导的慢性髓细胞白血病（CML）和急性 B-淋巴细胞白血病（B-ALL）的发生。这些结果说明了这种棕榈酰化修饰缺陷的活化的 RAS 在 BCR/ABL 信号通路中确实是一个显性阻断因子，因此 RAS 棕榈酰化修饰也极可能成为治疗多种肿瘤的有效靶点。

蛋白质棕榈酰化是一种可逆的脂修饰，HRAS，NRAS 和 KRAS4A 在高尔基体被棕榈酰化，通过分泌途径定位于细胞膜，去棕榈酰化使其从质膜返回高尔基体系统[31, 32]。酰基蛋白硫酯酶 Acyl-protein thio-esterase（APT1）是目前发现的唯一的 HRAS 去棕榈酰化酶[33]。研究显示，APT1 的小分子化合物能抑制 RAS 信号通路，由此可见棕榈酰化循环在 RAS 功能调节过程中的重要性[34]。

棕榈酰转移酶（PATs）最初是在酵母的遗传学研究中发现的。

通过在酵母中对棕榈酰化依赖的 RAS 进行功能缺失性筛选，鉴定出 Erf2 和 Erf4 两个 PAT 复合体组分[35]。PAT 家族成员均有一个富含半胱氨酸的 DHHC 结构域，这是催化棕榈酰化修饰活性的关键[36]。迄今为止，哺乳动物中已发现至少 24 种 PATs，每种 PAT 均显示一定的酶-底物特异性[37]。

一些 DHHC 蛋白与人类肿瘤关系密切，DHHC9 在结肠腺癌和急性髓细胞白血病中表达上调[38]。DHHC14 在 t（6；14）（q25；q32）所引起的急性双表型白血病中被激活[39]。DHHC17 具有致癌性，能促进软琼脂克隆形成及裸鼠成瘤[40]，其 mRNA 水平在许多肿瘤上调[41]。而 DHHC2 可能是一种肿瘤抑制因子[42]。这些发现进一步证实，PATs 很有可能作为肿瘤治疗研发的有效靶点。与 RAS 异戊烯化修饰不同，由于多种 PAT 存在及每种 PAT 功能的专一性，抑制 RAS 棕榈酰化药物可能具有高药物特异性和低副作用性，从而对相关肿瘤的治疗有效。

目前 PATs 的特异性底物是通过体外酶学分析实验及细胞过度表达 DHHC 蛋白方法来确定的。然而，要确定 PATs 与底物作用关系需要用基因敲除/敲低实验来研究。DHHC9（含有 364 氨基酸的锌指蛋白）和 GCP16（Golgi-complex associated protein of 16 kDa）在功能上与 Erf2 和 Erf4 同源，其复合体在体外具有棕榈酰化 HRAS 和 NRAS 的功能[43]。我们的研究发现，在表达与 GFP 融合的 NRAS 癌蛋白（GFP-NRASD12）的 NIH3T3 细胞中，用 RNA 干扰的方法降低编码 DHHC9 的基因 Zdhhc9 的表达，观察到 GFP-NRASD12 的细胞定位出现了明显变化。我们首先将 DHHC9 蛋白作为主要研究目标之一，应用条件性基因敲除小鼠模型研究其正常生理功能及在 RAS 恶性转化过程中所起的作用，为相关肿瘤分子靶点的确定和相应靶向治疗提供基础。

虽然 DHHC 家族成员有底物特异性，但一种底物也可能会被不同 PAT 修饰[44]。同时，与蛋白激酶抑制剂相似，一种 PAT 抑制剂可能对多种 PATs 产生抑制效应。因此研究其他 DHHC 蛋白的正常生理功能及其在 RAS 恶性转化过程中所起的作用对研发高效低毒的靶向治疗有重要意义。我们将应用 RNA 干扰技术，在细胞水平研究一种 DHHC 或几种 DHHC 对 RAS 细胞定位的影响和在 RAS 恶性转化过程中的作用，鉴定影响 RAS 恶性转化的主要棕榈酰转移酶，同时建立相关的选择性基因敲除小鼠模型来进一步研究其生理功能及在 RAS 恶性转化过程中的作用。

迄今为止，国内外还没有特异性的棕榈酰化抑制剂。为研发抗 RAS 棕榈酰化修饰靶向治疗，我们已成功建立 RAS 靶向细胞毒性的药物筛选方法，设计并合成了一系列抑制蛋白质脂修饰的定向小分子化合物，初步筛选并发现了能够选择性杀伤 RAS 转化细胞的一批具有不同化学核心结构的新小分子化合物。我们将研究针对蛋白质棕榈酰化修饰的小分子化合物探针，为深入认识 RAS 棕榈酰化的生物学过程提供重要的研究工具，为重大疾病的诊断和防治提供新的标志物、新的药物作用靶点和新的先导结构，从而为创新药物的发现奠定基础。

化学生物学是一门新型学科，通过探索干预和调整疾病发生发展的途径和机制，为新药发现中提供必不可少的理论依据。我们利用"合成致死"的原理（通过治疗药物和被肿瘤改变的调控网络节点的协同作用来杀灭肿瘤）[45]，运用 RAS 靶向细胞毒性的药物筛选方法及定向小分子化合物库筛选，发现了能够选择性抗 RAS 相关肿瘤（anti-RAS, AR）的新小分子化合物。我们将通过蛋白芯片和基因芯片技术，并利用小鼠模型，系统阐明 AR 化合物的抗肿瘤治疗机制，为 RAS 相关肿瘤的治疗提供新的分子靶点，也为 AR 化合物药物的开发奠定理论和实践基础。

3. 展望

综上所述，多数肿瘤驱动突变基因难以成为治疗靶点，为肿瘤靶向治疗研发带来巨大挑战。但由于肿瘤的发生发展是细胞增殖调控网络中多个关键节点失控的结果，解决上述难题的方法还需从调控细胞增殖网络上入手。研究表明，虽然肿瘤的发生发展常伴随着大量基因突变，绝大多数突变基因作用于一些细胞生长网络调控的通路上[6]。所以，原来认为"癌基因成瘾"的概念现在已逐渐演变成"癌基因网络成瘾"[46]。由此可见，要使有效治疗恶性肿瘤成为可能，必须系统地研究与肿瘤发生发展相关的调控网络节点及其通路，找出这些关键节点上可以作为治疗靶点的重要调控蛋白，从而建立针对这些关键节点的联合靶向治疗方案。

作者简介：任瑞宝（1962~），男，"千人计划"国家特聘专家，上海交通大学医学院附属瑞金医院上海血液学研究所常务副所长，研究员，上海交通大学晨星讲席教授。主要研究方向：白血病分子机制及肿瘤靶向治疗，E-mail：rbren@sjtu.edu.cn

参 考 文 献

[1] Weinstein I B. Cancer. Addiction to oncogenes—the Achilles heal of cancer. Science, 2002, 297: 63-64.

[2] Luo J, et al. Principles of cancer therapy: oncogene and non-oncogene addiction. Cell, 2009, 136: 823-837.

[3] Solimini N L, et al. Non-oncogene addiction and the stress phenotype of cancer cells. Cell, 2007, 130: 986-988.

[4] Ren R. Mechanisms of BCR-ABL in the pathogenesis of chronic myelogenous leukaemia. Nat Rev Cancer, 2005, 5: 172-183.

[5] Hu J, et al. Long-term efficacy and safety of all-trans retinoic acid/arsenic trioxide-based therapy in newly diagnosed acute promyelocytic leukemia. Proc Natl Acad Sci U S A, 2009, 106: 3342-3347.

[6] Vogelstein B, et al. Cancer genome landscapes. Science, 2013, 339: 1546-1558.

[7] Honda K, Taniguchi T. IRFs: master regulators of signalling by Toll-like receptors and cy-

tosolic pattern-recognition receptors. Nat Rev Immunol, 2006, 6: 644-658.

［8］ Tamura T, et al. The IRF family transcription factors in immunity and oncogenesis, Annu Rev Immunol, 2008, 26: 535-584.

［9］ Klein U, et al. Transcription factor IRF4 controls plasma cell differentiation and class-switch recombination. Nat Immunol, 2006, 7: 773-782.

［10］ Tamura T, et al. ICSBP directs bipotential myeloid progenitor cells to differentiate into mature macrophages. Immunity, 2000, 13: 155-165.

［11］ Tamura T, Ozato K. ICSBP/IRF-8: its regulatory roles in the development of myeloid cells, J Interferon Cytokine Res, 2002, 22: 145-152.

［12］ Lu R. Interferon regulatory factor 4 and 8 in B-cell development, Trends Immunol, 2008, 29: 487-492.

［13］ Lu R, et al. IRF-4, 8 orchestrate the pre-B-to-B transition in lymphocyte development. Genes Dev, 2003, 17: 1703-1708.

［14］ Holtschke T, et al. Immunodeficiency and chronic myelogenous leukemia-like syndrome in mice with a targeted mutation of the ICSBP gene. Cell, 1996, 87: 307-317.

［15］ Shaffer A L, et al. IRF4 addiction in multiple myeloma. Nature, 2008, 454: 226-231.

［16］ Schmidt M, et al. Expression of interferon regulatory factor 4 in chronic myeloid leukemia: correlation with response to interferon alfa therapy. J Clin Oncol, 2000, 18: 3331-3338.

［17］ Jo S, et al. Cooperation Between Deficiencies of IRF-4 and IRF-8 Promotes Both Myeloid and Lymphoid Tumorigenesis. Blood ［Epub ahead of print］, 2010.

［18］ Acquaviva J, et al. IRF-4 functions as a tumor suppressor in early B-cell development. Blood, 2008, 112: 3798-3806.

［19］ Ulku A S, Der C J. Ras signaling, deregulation of gene expression and oncogenesis. Cancer Treat Res, 2003, 115: 189-208.

［20］ Bos J L. ras oncogenes in human cancer: a review. Cancer Res, 1989, 49: 4682-4689.

［21］ Barbacid M. ras genes. Annu Rev Biochem, 1987, 56: 779-827.

［22］ Leevers S J, Marshall C J. Activation of extracellular signal-regulated kinase, ERK2, by p21ras oncoprotein. Embo J, 1992, 11: 569-574.

［23］ Willumsen B M, et al. The p21 ras C-terminus is required for transformation and membrane association. Nature, 1984, 310: 583-586.

［24］ Harousseau J L. Farnesyltransferase inihibitors in hematologic malignancies. Blood Rev,

2007, 21: 173-182.

[25] James G L, et al. Polylysine and CVIM sequences of K-RasB dictate specificity of preny-lation and confer resistance to benzodiazepine peptidomimetic in vitro. J Biol Chem, 1995, 270: 6221-6226.

[26] Lobell R B, et al. Evaluation of farnesyl: protein transferase and geranylgeranyl: protein transferase inhibitor combinations in preclinical models. Cancer Res, 2001, 61: 8758-8768.

[27] Parikh C, et al. NRAS rapidly and efficiently induces CMML-and AML-like diseases in mice. Blood, 2006, 108: 2349-2357.

[28] Parikh C, et al. Oncogenic NRAS, KRAS, and HRAS exhibit different leukemogenic po-tentials in mice. Cancer Res, 2007, 67: 7139-7146.

[29] Cuiffo B, Ren R. Palmitoylation of oncogenic NRAS is essential for leukemogenesis. Blood, 2010, 115: 3598-3605.

[30] To M D, et al. Kras regulatory elements and exon 4A determine mutation specificity in lung cancer. Nature genetics, 2008, 40: 1240-1244.

[31] Rocks O, et al. The palmitoylation machinery is a spatially organizing system for peripheral membrane proteins. Cell, 2010, 141: 458-471.

[32] Rocks O, et al. An acylation cycle regulates localization and activity of palmitoylated Ras isoforms. Science, 2005, 307: 1746-1752.

[33] Duncan J A, Gilman A G. A cytoplasmic acyl-protein thioesterase that removes palmitate from G protein alpha subunits and p21 (RAS). The Journal of biological chemistry, 1998, 273: 15830-15837.

[34] Dekker F J, et al. Small-molecule inhibition of APT1 affects Ras localization and signa-ling. Nature chemical biology, 2010, 6: 449-456.

[35] Bartels D J, et al. Erf2, a novel gene product that affects the localization and palmitoyla-tion of Ras2 in Saccharomyces cerevisiae. Mol Cell Biol, 1999, 19: 6775-6787.

[36] Linder M E, Deschenes R J. Model organisms lead the way to protein palmitoyltransferas-es. J Cell Sci, 2004, 117: 521-526.

[37] Nadolski M J, Linder M E. Protein lipidation. Febs J, 2007, 274: 5202-5210.

[38] Mansilla F, et al. Differential expression of DHHC9 in microsatellite stable and instable human colorectal cancer subgroups. Br J Cancer, 2007, 96: 1896-1903.

[39] Yu L, et al. Activation of a novel palmitoyltransferase ZDHHC14 in acute biphenotypic

leukemia and subsets of acute myeloid leukemia, Leukemia: official journal of the Leukemia Society of America. Leukemia Research Fund, U. K, 2011, 25, 367-371.

[40] Ducker C E, et al. Huntingtin interacting protein 14 is an oncogenic human protein: palmitoyl acyltransferase. Oncogene, 2004, 23: 9230-9237.

[41] Ducker C E, et al. Discovery and characterization of inhibitors of human palmitoyl acyltransferases. Mol Cancer Ther, 2006, 5: 1647-1659.

[42] Oyama T, et al. Isolation of a novel gene on 8p21. 3-22 whose expression is reduced significantly in human colorectal cancers with liver metastasis. Genes, chromosomes & cancer, 2000, 29, 9-15.

[43] Swarthout J T, et al. DHHC9 and GCP16 constitute a human protein fatty acyltransferase with specificity for H-and N-Ras. J Biol Chem, 2005, 280: 31141-31148.

[44] Greaves J, Chamberlain LH. DHHC palmitoyl transferases: substrate interactions and (patho) physiology. Trends in biochemical sciences, 2011, 36, 245-253.

[45] Kaelin W G Jr. The concept of synthetic lethality in the context of anticancer therapy. Nat Rev Cancer, 200, 5: 689-698.

[46] Tonon G. From oncogene to network addiction: the new frontier of cancer genomics and therapeutics. Future Oncol, 2008, 4: 569-577.

HAA 方案治疗 AML 的临床和基础研究

金　洁

浙江大学附属第一医院

摘要： 急性髓系白血病（acute myeloid leukemia，AML）是一种异质性的血液系统恶性肿瘤。在美国，AML 的年新发病例数为 13,780 例，年死亡病例数约 10,200 例。我国目前没有近 10 年的全国 AML 的流行病学资料，2012 年的中国肿瘤年报报道我国髓系白血病的发病率为 2.57/10 万，死亡率为 1.25/10 万。遗憾的是，约 40 年前创立的蒽环类+阿糖胞苷（3+7）仍然是今天 AML 诱导治疗金标准。大约有 70%~80% 的小于 60 岁的年轻患者可以获得完全缓解（complete remission，CR），但许多患者最终仍然复发，5 年的总生存（overall survival，OS）仅 40%~50%，在近四十年里，血液学家们进行了很多积极的尝试，但还是不能从根本上改善 AML 的治疗。最近，国内第一个多中心 3 期临床试验显示，高三尖杉酯碱联合柔红霉素和阿克拉霉素组成的 HAA 方案较传统 DA 方案相比，能改善年轻初治 AML 患者的 CR 率（73% vs. 61%，$P=0.0108$）和 EFS（3 年 EFS：35.4% vs. 23.1%，$P=0.0023$），而高三尖杉酯碱联合柔红霉素和阿糖胞苷组成的 HAD 方案较传统 DA 相比，有改善患者 CR 和 EFS 的趋势。

为了研究高三尖杉酯碱与阿克拉霉素联合作用的机制，发现无论对 AML 细胞株或原代细胞，两者合用均有协同作用，其机制是高三尖杉酯碱与阿克拉霉素通过不同的作用靶点起协同作用。进一步我们根据高三尖杉化学结构特点，通过化学合成的方法来制备高三尖杉酯碱亲和柱，并以此来寻找其直接作用的靶蛋白，我们采用化学合成的方法合成出带上生物素标记的高三尖杉酯碱药物，利用链亲和素与生物素之间的高度亲和作用，将高三尖杉酯碱-生物素的合成化合物与链亲和素连接，形成高三尖杉酯碱-生物素-链亲和素的耦合，从而将药物固定在琼脂糖树脂柱上，为接下来寻找高三尖杉酯碱的作用靶蛋白的研究工作提供了一种方便有效的工具，借由该亲和柱以及蛋白纯化和蛋白质谱技术，我们最终发现了高三尖杉酯碱作用白血病细胞时结合的直接靶蛋白为 NMHC-IIA 以及 actin。

关键词： HAA，AML

国际上用于治疗急性髓性白血病（AML）的标准化疗方案是 DA（柔红霉素+阿糖胞苷）方案[1]，我国很早就开始应用高三尖杉酯碱（最早从中草药中提取）治疗 AML[2]。高三尖杉酯碱（HHT）与蒽环类药物不存在交叉耐药性。我们于 90 年代末开始应用 HAA 方案（高三尖杉酯碱+阿克拉霉素+阿糖胞苷）治疗急性髓细胞白血病。

2006 年我们单中心资料发现：AML 患者应用 HAA 方案治疗得到了比较高的缓解率，低危患者 100%得到完全缓解，中危患者完全缓解率为 83%，三年生存率为 53%，三年无复发生存率为 52%[3]。之后我们扩大了研究的病例数，得到了相似结果[4,5]。今年，我们总结了 236 例病人的治疗数据（单中心的资料）：总体缓解率为 78%，五年生存率为 44.9%，5 年无复发生存率为 45.5%[6]，与国际上报道的资料相比较[7~9]，该方案的完全缓解率还是相当高的。

此外，我们也用 HAA 方案治疗了 46 例复发难治的急性髓细胞白血病患者，一个疗程的缓解率为 76.1%，两个疗程的缓解率为 80.4%，三年 OS 为 42%，三年的 RFS 为 49%[10]。由于是单中心的资料，不能完全说明问题，需要多中心的资料进一步证实。

2007 年开始我们在陈赛娟院士为首席科学家的国家 863 重大项目的支持下与天津血研所共同负责一项多中心的临床试验来比较 HAA

方案、HDA 方案与 DA 方案的疗效。该项目全国参加的单位包括：天津血研所、瑞金医院、北大人民医院、苏州大学附属一院等 17 家中心。一共入组了 609 例病人，中危年龄 37 岁，中危的随访时间 32.7 个月。结果发现：DA 方案、HAA 方案、HDA 方案依次的完全缓解率（CR）为 61%、73%、67%，HAA 方案和 DA 方案比较有显著的统计学差异。HAA 方案的无事件生存（EFS）与 DA 方案比较也有非常显著的统计学差异，但是总生存时间（OS）没有差异。进一步将低危组和中危组与高危组区分，比较 HAA 方案与 DA 方案的疗效，结果发现 HHA 方案在 OS、无复发生存（RFS）方面均有明显的优势[11]。多中心临床研究结果证实：HAA 方案与 DA 方案比较，提高了 AML 患者的 CR 率和 EFS，同时也延长了低中危患者的 OS 和 RFS。因此，我们认为 HAA 方案可以作为低中危患者的首选治疗方案。

以上临床资料促使我们思考：HHT 与可能存在不同的作用靶点，两者之间可能具有协同作用。我们首先通过观察原代 AML 细胞和细胞株，发现高三尖杉酯碱和阿克拉霉素联用对髓系白血病细胞的生长抑制与促进凋亡方面具有很好的协同作用。通过基因芯片实验发现 HHT 和的作用靶点不同，HHT 通过 PI3K-Akt 通路起作用，而对 Wnt 通路不起作用，而正好相反，对 Wnt 通路具有明显的抑制作用，但对 PI3K-Akt 通路没有影响。两者联合应用可以达到协同效果[12]。

进一步进行了蛋白表达研究，结果发现 HHT 与的作用点也不一样。HHT 对 Wnt 通路没有作用而有作用，联合应用后具有明显的协同作用。小鼠的体内实验发现：联合应用高三尖杉酯碱和阿克拉霉素组小鼠的瘤体缩小最明显。取小鼠的瘤体做凋亡实验发现联合用药组凋亡明显增加。小鼠瘤体做 Westen Blot，同样显示 HHT 对 Wnt3 没有作用，而对 PI3K 有作用，则正好相反。提示 HHT 可能抑制 AML 细胞的 PI3K/AKT 信号并间接抑制 WNT/β-catenin 信号而杀伤 AML 细胞，ACR 可能通过抑制 AML 细胞的 WNT/β-catenin 信号而杀伤 AML 细胞。两药联合可能通过同时抑制 PI3K/AKT 及 WNT/β-catenin 信号而协同杀伤 AML 细胞[12]。尽管我们的研究显示，高三尖杉酯碱可能通过抑制 PI3K/AKT 信号通路抑制白血病细胞生长，但这些研究无法回答高三尖杉酯碱直接作用的靶蛋白是什么。

为此，我们与国外的药物化学专家合作将高三尖杉酯碱与生物素结合，制备高三尖杉酯碱亲和柱，并将白血病细胞蛋白溶液与之共同孵育结合，再通过盐溶液将其冲洗下来，采用蛋白质谱分析技术对分离出的靶蛋白进行鉴定。结果，研究发现洗脱下来有两条条带。通过质谱分析发现他们是 Myosin-9 和 Actin，Myosin-9 是细胞的骨架蛋白[13]。我们还研究了 100 多例髓性白血病病人发现 Myosin-9 表达也都是增加的，并且发现在白血病干细胞中 Myosin-9 也是增加的。进一步还需要深入研究 Myosin-9 的功能以及在白血病细胞增殖、分化中的作用。

综上，HAA 方案治疗急性髓系白血病疗效好、副作用可以耐受、价格低廉。其疗效佳可能与 HHT 和 ACR 的作用靶点不同有关，两者具有协同作用，HHT 的直接靶蛋白可能是 NMHCIIA，但其如何影响下游基因的机制需要进一步的研究。

作者简介：金洁（1957~ ），女，教授。主要研究方向：恶性血液病的基础与临床研究，Email：jiej0503@163.com。

参 考 文 献

[1] Rai KR, et al. Treatment of acute myelocytic leukemia: a study by cancer and leukemia group B [J]. Blood, 1981, 58 (6): 1203-1212.

[2] 郁知非. 急性白血病的化学药物治疗 [J]. 浙江肿瘤通讯, 1976, 6: 109-122.

[3] Jin J, et al. Homoharringtonine in combination with cytarabine and aclarubicin resulted in high complete remission rate after the first induction therapy in patients with de novo acute myeloid leukemia [J]. Leukemia, 2006, 20 (8): 1361-1367.

[4] 刘辉，等. 以 HAA 方案诱导治疗成人初发急性髓系白血病疗效观察 [J]. 中华血液

学杂志，2008，29（1）：9-12.

[5] 宋燕萍，等. HAA 方案诱导治疗成人初发急性髓系白血病 150 例疗效观察［J］. 中华内科杂志，2011，50（1）：48-51.

[6] 叶佩佩，等. HAA 方案诱导治疗成人初发急性髓系白血病 236 例疗效观察［J］. 中华血液学杂志，2013，34（10）：825-829.

[7] Fernandez HF, et al. Anthracycline dose intensification in acute myeloid leukemia ［J］. N Engl J Med, 2009, 361（10）: 1249-1259.

[8] Lee JH, et al. A randomized trial comparing standard versus high-dose daunorubicin induction in patients with acute myeloid leukemia ［J］. Blood, 2011, 118（14）: 3832-3841.

[9] Mandelli F, et al. Daunorubicin versus mitoxantrone versus idarubicin as induction and consolidation chemotherapy for adults with acute myeloid leukemia: the EORTC and GIMEMA Groups Study AML-10 ［J］. J Clin Oncol, 2010, 28（8）: 5397-5403.

[10] Yu W, et al. Homoharringtonine in combination with cytarabine and aclarubicin in the treatment of refractory/relapsed acute myeloid leukemia: a single-center experience ［J］. Ann Hematol, 2013, 92（8）: 1091-1100.

[11] Jin J, et al. Homoharringtonine-based induction regimens for patients with de-novo acute myeloid leukaemia: a multicentre, open-label, randomised, controlled phase 3 trial ［J］. Lancet Oncol, 2013, 14（7）: 599-608.

[12] Wang L, et al. β-Catenin and AKT are promising targets for combination therapy in acute myeloid leukemia ［J］. Leuk Res, 2013, 37（10）: 1329-1340.

[13] Reyes A, et al. Actin and myosin contribute to mammalian mitochondrial DNA maintenance ［J］. Nucleic Acids Res, 2011, 39（12）: 5098-5108.

靶向 BCR/ABL 降解改善慢性粒细胞性
白血病治疗效果

吴英理

上海交通大学医学院附属瑞金医院

摘要： 慢性粒细胞性白血病（CML）是起源于造血干细胞的恶性血液系统疾患。95%以上的 CML 患者具有特征性的 t（9；22）染色体易位。该易位产生的 BCR/ABL 融合基因编码的 BCR/ABL 蛋白具有持续的酪氨酸激酶活性，是 CML 发病的分子基础，这使得 BCR/ABL 蛋白成为 CML 首选的靶蛋白。靶向 BCR/ABL 蛋白最成功的药物是 Imatinib，通过抑制 BCR/ABL 蛋白的酪氨酸激酶活性而发挥作用，它的应用大大延长了 CML 患者的生存时间，但是随着时间推移，耐药和昂贵的医疗费用等问题日益突出。其中，激酶活性位点突变导致的耐药首当其冲。虽然针对突变位点设计新的酪氨酸激酶抑制剂是可供选择的克服耐药研究的一条思路，并已取得一定成果；但是，从另一个角度考虑，如果能有化合物可以将 CML 细胞中的 BCR/ABL 蛋白清除掉，就可跳出以往通过抑制 BCR/ABL 蛋白活性而发挥作用的思路，这是一条全新通过靶向 BCR/ABL 蛋白治疗 CML 的策略。其基本出发点是：利用小分子化合物诱导 CML 细胞中的泛素化蛋白酶体降解途径或溶酶体蛋白降解途径将 BCR/ABL 融合蛋白降解掉，从而达到治疗效果。近年来，沿着这条策略已有些许发展，我们课题组也在这方面做了点工作。本文对近年来报道的一些能够诱导 BCR/ABL 蛋白降解的小分子化合物的效应及其作用机制进行了简要总结，其目的在于揭示新的 BCR/ABL 蛋白降解通路和新的治疗靶点，也为今后开发靶向 BCR/ABL 蛋白降解的小分子指明方向。

关键词：慢性粒细胞白血病，BCR/ABL，耐药，伊马替尼，蛋白质降解

CML 是一种起源于造血干细胞的血液系统恶性肿瘤，在我国的年发病率约为 0.36/10 万，中位发病年龄为 40~50 岁。CML 表现为患者骨髓内髓系细胞不受限制地大量增殖、聚集，抑制骨髓正常造血，并且恶性粒细胞通过血液向全身扩散，导致患者出现贫血、出血、感染及器官浸润，从而严重危害患者身体健康甚至导致死亡。约有 95% 的 CML 患者存在特征性的 t（9；22）染色体易位，该易位形成 BCR/ABL 融合基因，编码的 BCR/ABL 融合蛋白具有持续的酪氨酸蛋白激酶活性，能够活化下游 STAT5，AKT，NF κB 等多条信号通路，促进细胞的增殖和存活，是 CML 发病的分子基础[1]。本文从 BCR/ABL 靶向小分子化合物的角度，总结了现有针对 BCR/ABL 的酪氨酸激酶抑制剂（TKI）的得失，以及新的靶向 BCR/ABL 降解的小分子的研究现状，以期为 CML 的治疗提供新的思路。

1. 现有酪氨酸激酶抑制剂的优点和缺点

基于对 BCR/ABL 蛋白分子结构及其酪氨酸激酶功能的研究，以它作为靶标寻找治疗 CML 的特效药物成为相关领域研究的重要热点。90 年代，Zimmermann 研究组经过筛选发现，小分子化合物伊马替尼（Imatinib，Gleevec，CGP-57148B，STI571）能够通过竞争性抑制 BCR/ABL 蛋白与 ATP 结合来特异阻断该融合蛋白的酪氨酸激酶活性，从而抑制 CML 细胞增殖并促使其凋亡。2001 年美国 FDA 批准其用于临床治疗 CML，并逐渐成为 CML 的一线治疗措施。Imatinib 的发现，是 CML 治疗史上的革命性突破，使得 CML 的治疗进入了 Imatinib 时代。然而在 Imatinib 疗效获得肯定的同时，它的缺陷也逐渐凸现。例如，由于 Imatinib 并没有真正作用于 CML 干细胞，导致 CML 患者必

须长时期甚至终身服用该药物，一旦停药后疾病复发或者疾病进展的概率上升，昂贵的药费让患者不堪重负；Imatinib 主要针对 CML 早期患者，中晚期患者对 Imatinib 完全缓解率低于 30%，且长期使用会出现一系列毒性反应；尤其是部分患者可出现 Imatinib 耐药且比例逐年上升，大量报道显示这主要与 BCR/ABL 突变导致其对 Imatinib 敏感性降低有关；此外，BCR/ABL 基因扩增引起该融合蛋白表达增加也是其耐药的重要机制。针对这些问题，一些新的酪氨酸激酶抑制剂如 Nilotinib 和 Dasatinib 不断得到开发和应用，但是仍然无法顺利治疗存在 T315I 突变的 CML 患者[2]。新发展起来的三代酪氨酸激酶抑制剂 Ponatinib，对 T315I 突变的患者有效，但由于其出现的严重毒副作用而面临撤市，其未来前景还不明朗[3,4]。上述策略，都着眼于针对变化的酪氨酸激酶活性位点，设计新的分子，从而克服突变带来的耐药。但可以预见，在克服旧的突变位点带来耐药的同时，新的突变位点或突变位点的组合会不断产生，相应的，耐药问题的克服仍任重道远。

2. 新的靶向 BCR/ABL 蛋白降解的策略

除了抑制蛋白激酶的活性之外，实际上，通过某种方式把 BCR/ABL 蛋白降解掉，也是一种新的克服 TKI 耐药的方式。如此，则无论何种突变，都不会再发挥作用。近年来，包括我们在内的科研工作者都在寻找可以导致 BCR/ABL 蛋白降解的活性小分子化合物。这些小分子的应用，不仅可以帮助我们获得新的 BCR/ABL 降解的知识，而且这些化合物本身也可以成为药物先导化合物用于药物研发。这是实现基础和临床相互转化的一条重要途径。本文对近年来发现的一些的能够诱导 BCR/ABL 降解的小分子进行了初步总结。由于泛素-蛋白酶体途径和溶酶体途径是细胞内蛋白降解的两条主要途径，现在报道的能够诱导 BCR/ABL 降解的化合物也大多集中在这两条途径中，所以，我们将已报道的能够降解 BCR/ABL 的化合物分类在这两条途径中。

2.1 通过蛋白酶体途径降解 BCR/ABL 的小分子

泛素-蛋白酶体途径是细胞内蛋白质降解的一条重要途径。有多种不同蛋白参与其中，包括泛素、泛素活化酶（E1）、泛素结合酶（E2）、泛素连接酶（E3）、26S 蛋白酶体和去泛素化蛋白酶（DUBs）等。BCR/ABL 可通过此途径发生降解。通过一些小分子的应用，目前对参与其降解的 E3 泛素连接酶和相关信号通路已有些初步了解。

2.1.1 通过泛素 E3 连接酶 c-CBL 降解 BCR/ABL

砷剂应用于治疗 CML 由来已久。早在 19 世纪，含砷制剂 Fowler 液就被用来治疗 CML。20 世纪 60 年代，我国学者应用青黄散（含雄黄，硫化砷）治疗 CML 也取得了一定疗效。我们过去的研究发现，As_4S_4 可以诱导 CML 细胞凋亡，联合伊马替尼则可进一步促进其效应，其中，诱导 BCR/ABL 降解是砷剂的重要效应机制之一[5]。As_4S_4 可通过泛素 E3 连接酶 c-CBL 引起蛋白酶体依赖的成熟的或磷酸化修饰的 BCR/ABL 降解[6]。

2.1.2 通过抑制 Hsp90 降解 BCR/ABL

Hsp90 是热休克蛋白家族的重要成员之一，在细胞中含量丰富，占细胞蛋白总量的 1%~2%。在肿瘤细胞中，其表达量可达正常细胞的 2~10 倍。Hsp90 通过和它的底物蛋白的作用，在肿瘤细胞增殖、存活等多个关键环节均起重要作用。研究显示 BCR/ABL 是 Hsp90 的重要底物蛋白[7]。Hsp90 抑制剂 17-AAG 等可以迅速诱导 BCR/ABL 降解，从而诱导细胞凋亡。这一效应是由泛素 E3 连接酶热休克蛋白 70 的 C 末端相互作用蛋白（C terminus of Hsp70-interacting protein, CHIP）介导的。CHIP 可介导不成熟 BCR/ABL 的降解[8]。这些研究表明，抑制 Hsp90 是诱导 BCR/ABL 降解的一条重要途径。事实也的确如此，多种诱导 BCR/ABL 降解的化合物都是通过抑制 Hsp90 起作用的。如 HDAC 抑制剂 LBH589，可以诱导 BCR/ABL 降解，促进 CML 细胞凋亡[9]。机制研究显示，LBH589 可导致 Hsp90 乙酰化，乙酰化抑制了 Hsp90 和 ATP 的结合，从而减弱了其和 BCR/ABL 等底物蛋白的结合，促进 BCR/ABL 的泛素化和降解[10]。随后的研究显示，HDAC6 是负责 Hsp90 去乙酰化的关键酶。敲除 HDAC6 可促进 Hsp90 的乙酰化和 BCR/ABL 降解[11]。又如南蛇藤素也可以诱导 BCR/ABL 降解和 CML 细胞凋亡。南蛇藤素是一种从雷公藤的根皮中提取得到的三萜化合物，具有抗炎，免疫抑制和抗肿瘤等药理作用。潘等对雷公藤的几种活性成分进行了研究，发现南蛇藤素（Celastrol）可通过抑制 Hsp90，诱导 BCR/ABL 降解[12]。而雷公藤甲素（triptolide）和扁蒴藤素（Pristimerin），另外两种从雷公藤中提取的化合物，则可以在蛋白和 mRNA 水平减少 BCR/ABL[13,14]。再如，藤黄中的有效成分之一藤黄酸可以诱导 BCR/ABL 降解，诱导 CML 细胞死亡。其机制可能是多方面的，藤黄酸是 Hsp90 的抑制剂，可能通过抑制 Hsp90 诱导 BCR/ABL 降解；史等则认为其效应与抑制蛋白酶体活性和活化 caspase-3 有关[15]。藤黄酸对多种肿瘤有较强的抗肿瘤活性，在肿瘤组织中有较高的分布和较长的持续时间，而对正常动物造血系统和免疫功能没有影响。目前，藤黄酸已进入 II 期临床，前景看好。

2.1.3　通过抑制 DUB 降解 BCR/ABL

蛋白质的泛素化是一个可逆的过程，其逆过程由 DUB 所催化。DUB 主要包括以泛素羧基末端水解酶家族和泛素特异性加工酶家族为主的 5 种类型。研究显示，DUB 在多种肿瘤组织中存在异常表达，并参与肿瘤的发生和发展。DUB 正逐渐成为一种新的肿瘤干预靶点[16]。理论上，BCR/ABL 的泛素化降解会受到相应的去泛素化酶的调控。抑制该去泛素化酶的活性，则可促进 BCR/ABL 的降解。最近的研究发现，一种去泛素化酶抑制剂 WP1130 可以诱导非蛋白酶体依赖的 BCR/ABL 的降解，抑制小鼠 CML 移植瘤的生长。但是针对 BCR/ABL 特异的 DUB 目前还不清楚[17,18]。

2.2　通过溶酶体途径降解 BCR/ABL 的小分子

溶酶体途径是细胞内长寿命蛋白降解和细胞器更新的重要方式。

研究表明，三氧化二砷可诱导细胞自噬，促进 p62/SQSTM1 结合 BCR/ABL，将 BCR/ABL 运输到溶酶体内，在 Cathepsin B 酶的作用下 BCR/ABL 被降解掉[19,20]。值得注意的是，砷剂也可以抑制 CML CD34$^+$阳性细胞的增殖[5]。这些研究为临床上应用自噬诱导药物（促进 BCR/ABL 降解）治疗 CML 提供了实验室依据。事实上，Imatinib 也可以通过诱导自噬降解 BCR/ABL[21]。

2.3　机制尚不清楚的降解 BCR/ABL 的小分子

土木香内酯是从菊科旋复花属植物土木香的根中提取的一种小分子化合物，属桉烷型倍半萜内酯类化合物。药理学研究表明土木香内酯具有多种药理活性，包括抗炎，肝脏保护，抗细菌，抗真菌，和抗肿瘤活性。最近，我们研究了土木香内酯对 CML 细胞的作用和机制[22]。结果发现它能够在 6 小时内下调野生型以及具有 T315I 突变的 BCR/ABL 蛋白。这种下调不是发生在转录水平上。我们也检测了土木香内酯对正常和 CML 患者的外周血单个核细胞的影响，发现 CML 患者的细胞对土木香内酯的敏感性较高。尤其重要的是，土木香内酯可呈剂量依赖性抑制 CD34$^+$细胞的克隆形成能力。这些结果提示，土木香内酯是一个很有发展潜力的化合物，其作用机制值得进一步研究。

3. 总结和展望

BCR/ABL 是 CML 发生的驱动力量，Imatinib 的应用使 CML 由一种恶性血液疾患转为一种慢性疾病，但是由于 BCR/ABL 蛋白过表达或突变等不断产生，TKI 的耐药问题日益严重。新的 TKI 抑制剂的远期效果未知且治疗费用又非多数人可以承受。因此，发现新的靶向 BCR/ABL 蛋白质降解的小分子具有重要价值。目前，通过活化泛素 E3 连接酶和活化溶酶体酶促进 BCR/ABL 降解已经有了一些初步结果，但是导致 BCR/ABL 去泛素化的酶还很不清楚。从靶标蛋白的药物分子设计上讲，抑制一个酶的活性远比活化一个酶蛋白分子要来的容易。因此，找出介导 BCR/ABL 去泛素化的蛋白酶并针对它设计、合成和筛选新的抑制剂是一个重要的发展方向，有着诱人的发展前景。

作者简介：吴英理（1972~　　）男，研究员。主要研究方向：肿瘤细胞分化和死亡的化学生物学研究，Email：wuyingli@shsmu.edu.cn。

参　考　文　献

［1］Chen Y, et al. Molecular and cellular bases of chronic myeloid leukemia. Protein Cell, 2010, 1, (2): 124-132.

［2］Jabbour E, et al. Long-term outcomes in the second-line treatment of chronic myeloid leukemia: a review of tyrosine kinase inhibitors. Cancer, 2011, 117 (5): 897-906.

［3］Cortes J E, et al. A phase 2 trial of ponatinib in Philadelphia chromosome-positive leukemias. N Engl J Med, 2013, 369 (19): 1783-1796.

［4］Dalzell M D. Ponatinib pulled off market over safety issues. Manag Care, 2013, 22 (12): 42-43.

［5］Yin T, et al. Combined effects of As_4S_4 and imatinib on chronic myeloid leukemia cells and BCR-ABL oncoprotein. Blood, 2004, 104 (13): 4219-4225.

［6］Mao J H, et al. As_4S_4 targets RING-type E3 ligase c-CBL to induce degradation of BCR-ABL in chronic myelogenous leukemia. Proc Natl Acad Sci U S A, 2010, 107 (50): 21683-21688.

［7］Shiotsu Y, et al. Heat shock protein 90-antagonist destabilizes Bcr-Abl/HSP90 chaperone complex. Leuk Lymphoma, 2002, 43 (5): 961-968.

［8］Tsukahara F, Maru Y. Bag1 directly routes immature BCR-ABL for proteasomal degradation. Blood, 2010, 116 (18): 3582-3592.

［9］Fiskus W, et al. Combined effects of novel tyrosine kinase inhibitor AMN107 and histone deacetylase inhibitor LBH589 against Bcr-Abl-expressing human leukemia cells. Blood, 2006, 108 (2): 645-652.

［10］Bali P, et al. Inhibition of histone deacetylase 6 acetylates and disrupts the chaperone function of heat shock protein 90: a novel basis for antileukemia activity of histone deacetylase inhibitors. J Biol Chem, 2005, 280 (29): 26729-26734.

[11] Rao R, et al. HDAC6 inhibition enhances 17-AAG-mediated abrogation of hsp90 chaperone function in human leukemia cells. Blood, 2008, 112 (5): 18896-18893.

[12] Lu Z, et al. Celastrol, a novel HSP90 inhibitor, depletes Bcr-Abl and induces apoptosis in imatinib-resistant chronic myelogenous leukemia cells harboring T315I mutation. Cancer Lett, 2010, 290 (2): 182-191.

[13] Shi X, et al. Triptolide inhibits Bcr-Abl transcription and induces apoptosis in STI571-resistant chronic myelogenous leukemia cells harboring T315I mutation. Clin Cancer Res, 2009, 15 (5): 1686-1697.

[14] Lu Z, et al. Pristimerin induces apoptosis in imatinib-resistant chronic myelogenous leukemia cells harboring T315I mutation by blocking NF-kappaB signaling and depleting Bcr-Abl. Mol Cancer, 2010, 9: 112.

[15] Shi X, et al. Gambogic acid induces apoptosis in imatinib-resistant chronic myeloid leukemia cells via inducing proteasome inhibition and caspase-dependent Bcr-Abl downregulation. Clin Cancer Res, 2014, 20 (1): 151-163.

[16] D'Arcy P, Linder S. Proteasome deubiquitinases as novel targets for cancer therapy. Int J Biochem Cell Biol, 2012, 44 (11): 1729-1738.

[17] Bartholomeusz G A, et al. Activation of a novel Bcr/Abl destruction pathway by WP1130 induces apoptosis of chronic myelogenous leukemia cells. Blood, 2007, 109 (8): 3470-3478.

[18] Sun H, et al. Bcr-Abl ubiquitination and Usp9x inhibition block kinase signaling and promote CML cell apoptosis. Blood, 2011, 117 (11): 3151-3162.

[19] Goussetis D J, et al. Autophagic degradation of the BCR-ABL oncoprotein and generation of antileukemic responses by arsenic trioxide. Blood, 2012, 120 (17): 3555-3562.

[20] Goussetis D J, et al. BCR-ABL1-induced leukemogenesis and autophagic targeting by arsenic trioxide. Autophagy, 2013, 9 (1): 93-94.

[21] Elzinga B M, et al. Induction of autophagy by Imatinib sequesters Bcr-Abl in autophagosomes and down-regulates Bcr-Abl protein. Am J Hematol, 2013, 88 (6): 455-462.

[22] Wei W, et al. Alantolactone induces apoptosis in chronic myelogenous leukemia sensitive or resistant to imatinib through NF-kappaB inhibition and Bcr/Abl protein deletion. Apoptosis, 2013, 18 (9): 1060-1070.

慢性粒细胞白血病 T 细胞免疫特点及其治疗研究

李扬秋

暨南大学医学院血液病研究所，再生医学教育部重点实验室

摘要： 由于小分子酪氨酸激酶抑制剂（TKI）伊马替尼（imatinib）的应用使慢性粒细胞性白血病（CML）的疗效和预后得到显著的改善。但是，TKI 耐药以及移植后复发仍是 CML 不能治愈的原因。鉴于 CML 病人 T 细胞免疫功能存在明显缺陷，临床上如何在 TKI 或 allo-HSCT 治疗的过程中结合适当的特异免疫治疗可能是 CML 治愈的一个关键策略。系列的基础和临床试验研究提供的免疫治疗策略包括有疫苗治疗，特异性过继性免疫治疗和免疫调节治疗等。

关键词： 慢性粒细胞白血病，T 细胞，免疫缺陷，免疫抑制，免疫治疗

慢性粒细胞性白血病（CML）是一种造血干细胞异常克隆增殖疾病，伴有特征性的染色体异位 t（9；22）并形成了 BCR-ABL 融合基因和表达融合蛋白，后者既是 CML 细胞独特的致病因子和靶向治疗分子，也因其具有免疫原性而作为免疫治疗的靶标[1~3]。靶向 BCR-ABL 的第一代酪氨酸激酶抑制剂（TKI）伊马替尼（imatinib）作为一线药物治疗 CML 获得巨大成功，但是，TKI 耐药以及移植后复发仍是 CML 不能治愈的原因。因此，在 TKI 时代，临床上如何在 TKI 或异基因造血干细胞移植（allo-HSCT）治疗的过程中结合适当的特异免疫治疗可能是 CML 治愈的一个关键策略[2~5]。

　　临床治疗应用研究首先证明了细胞免疫治疗能够控制造血干细胞移植失败的 CML 患者的疾病进展，意味着免疫治疗能够起到辅助治疗的重要作用。而近年的研究更认为可以把肿瘤视作一种免疫介导疾病，多种的免疫抑制因素是促进肿瘤产生的重要因素。因此，深入了解 CML 病人 T 细胞的免疫缺陷特点，从而设计相应的细胞和分子免疫治疗策略对提高 CML 的长期生存率有很大的帮助[2,5~6]。

1. CML 病人 T 细胞免疫特点

　　T 细胞是最重要的免疫细胞，其主要功能是介导细胞免疫、调节机体的免疫功能。T 细胞来源于骨髓干细胞（胚胎期则来源于卵黄囊和胚肝），在胸腺中发育和分化，成熟为辅助性 T 细胞、调节性 T 细胞和细胞毒 T 细胞的初始 T 细胞后离开胸腺进入外周免疫器官的胸腺依赖区定居，并循血液–组织–淋巴–血液进行淋巴细胞再循环而分布全身。这个过程中所产生的抑制因素缺陷如本身的基因突变会导致 T 细胞肿瘤；而另一方面，免疫缺陷和免疫衰老也是辅助肿瘤产生的原因[7]。

　　外周血中 T 细胞占淋巴细胞总数的 65%~70%。T 细胞根据其抗原识别受体—T 细胞受体（TCR）分为两种 $\alpha\beta^+$T 细胞与 $\gamma\delta^+$T 细胞。根据 TCR 基因重排的特点，可详细分析 T 细胞的谱系、复杂性和胸腺的输出功能。利用这些指标来认识机体的 T 细胞功能变化特点，与既往监测 T 细胞的亚群（例如 CD4 和 CD8）的分类更为详细和全面。根据 TCR 基因重排规则，理论上每个人具有 $10^{[16~18]}$ 的各类克隆 T 细胞。每一个 T 细胞克隆的 TCR 针对一种特异的抗原表位，如果 T 细胞的数量亚群减少就意味着免疫功能低下[7]。

1.1　T 细胞增殖、谱系和活化功能缺陷

　　正常的细胞免疫状态具备了对异常抗原或肿瘤细胞的监测能力和一触即发的免疫应答效应。在 CML 中，多数病人存在明显的 T 细胞免疫功能缺陷，包括代表初始 T 细胞水平的胸腺近期输出功能异常、

代表 T 细胞效应能力的 TCR 亚家族 T 细胞分布异常、代表 T 细胞活化能力的 TCR 信号传导异常等等。在 CML 慢性期、急病期以及造血干细胞移植后，均存在不同程度的各种 T 细胞免疫指标的异常。多个研究报道显示 CML 病人外周血 CD4[+] 和 CD8[+] 初始 T 细胞均明显低于正常人水平；同时，CML 病人外周 T 细胞中 TCR 谱系明显缺失，即缺少一些 TCR 亚家族 T 细胞，意味着识别更多不同抗原和产生免疫应答的能力降低。除了 T 细胞受体识别抗原家族减少以外，T 细胞信号识别的通路有不同程度的表达下调，意味着即使具有一定数量的 T 细胞也不能执行该功能活化增殖能力下调[8~11]。此外，临床上还发现：TKI 除了抗白血病作用外，还存在抑制免疫细胞增殖和功能的作用，体外试验显示，伊马替尼可直接抑制 CD8[+]T 细胞的特异抗白血病细胞毒活性[12]。其作用机制与其增强诱导 T 细胞凋亡有关[13]。除了伊马替尼之外，新一代的 TKI 如达沙替尼（dasatinib）和厄洛替尼（nilotinib）也同样通过 TCR 依赖的 T 细胞途径抑制细胞活化和增殖[14,15]。与化疗药物对免疫系统的短期抑制作用不同，TKI 的持续使用对 T 细胞免疫的影响，值得临床上监测 T 细胞免疫状态和考虑相应的对策。

当然，在对病人 T 细胞的克隆分析时，也发现 CML 病人外周血存在一些特异的克隆性增殖 T 细胞，即具有特异识别白血病细胞的克隆性增殖的 TCR 亚家族 T 细胞，如 BCR-ABL 等细胞毒 T 细胞（CTL），提示病人体内可产生特异性细胞免疫[16,17]。可以认为，尽管在 T 细胞免疫缺陷的状态下，病人仍存在一些特异抗白血病的免疫应答，意味着病人存在从免疫监测治疗上控制疾病的能力。而这种能力有可能通过体内外调控而增强，用于病人的特异免疫治疗[7]。

1.2　T 细胞免疫抑制

尽管 CML 病人体内存在白血病特异 CTL，但是这些细胞的细胞毒活性很低，不产生 γ 干扰素（IFN-γ）或肿瘤坏死因子 α（TNF-α），刺激后扩增不明显。这主要是机体可能存在多种的 T 细胞免疫抑制因素的影响。在肿瘤免疫过程中，存在双重免疫抑制的情况，一方面是肿瘤抗原提呈细胞与 T 细胞之间存在的抑制信号分子（CTLA4 及其配体），另一方面是 T 细胞与肿瘤细胞之间的抑制信号分子（PD-1 和 PD-L1），在肿瘤病人中，这些抑制性分子呈高表达状态，两者的结合增强与 T 细胞应答抑制和抗肿瘤免疫活性降低明显相关，从而使肿瘤免疫抑制处于主导地位[18]。无论是 CML 小鼠模型，还是 CML 病人中，均可发现 CTL 中高表达 PD-1，而 CML 细胞则高表达 PD-L1[19~21]。同时，在 CML 病人中，高危病人的髓性来源的抑制细胞（MDSCs）明显增加，病人高表达具有抑制 T 细胞作用的 MDSC 相关分子精氨酸酶 1，这些改变是 CML 细胞免疫逃逸的相关机制之一[20]。免疫抑制细胞及其相应免疫抑制分子不仅起到协助白血病细胞逃逸免疫细胞监测，也影响免疫治疗的效果，因此，阻断免疫抑制分子效应也是免疫治疗的一个新策略[2~4]。

2. CML 的 T 细胞免疫治疗研究

早于 70 年代，已经有关于 CML 相应的免疫治疗报道，但研究进展缓慢。早期所开展的免疫治疗主要非特异性的免疫活化治疗手段，如利用白细胞介素 2（IL-2）等。而随着对肿瘤发病机制研究和免疫学技术的发展，肿瘤免疫治疗策略将以特异性和靶向性为目标。主要可以从主动免疫（肿瘤疫苗）、过继性免疫和免疫调节治疗等三方面开展[2~4]。

2.1 疫苗

CML 是开展主动免疫疫苗的一个非常好的疾病模型，由于 CML 细胞具有特异的 BCR-ABL 融合基因，该融合基因所表达的融合蛋白是一种特异的肿瘤抗原。多年来，多数研究者利用 BCR-ABL 作为肿瘤特异抗原设计了包括多肽、核酸或 DC 细胞疫苗。2005 年，发表在 Lancet 的一项利用多种不同表位的 BCR-ABL 多肽疫苗免疫 CML 病人的临床试验证明：该组合疫苗取得一定疗效，同时 CML 病人的 CD4+

T 细胞明显增殖[22]。但多数疫苗试验的总体效果评价均发现其诱病人的 CD8+T 细胞免疫效果不理想，因此，疫苗的整体效应有待提高。而随着小分子靶向药物伊马替尼作为一线药物治疗 CML 取得重大的成功之后。目前，在伊马替尼时代，CML 疫苗应用的更主要的策略是在于与伊马替尼的协同作用，克服伊马替尼耐药的同时提高免疫效应等等。例如，有研究设计了包含 T315I 突变的多肽疫苗，ABL 基因的 T315I 突变是对现有酪氨酸激酶抑制剂耐药的难以扭转的一种状态，而该疫苗正在尝试克服这种耐药状态，有待进一步的研究成果[2]。

2.2 过继性免疫治疗

在过继性免疫治疗 CML 中，抗 CML 效应的依据首先来自于临床的实例，1991 年，德国学者首先报道了对 allo-HSCT 后出现血液学或细胞遗传学复发的 CML 患者，再次利用供者的淋巴细胞输注治疗可再次诱导疾病持久性缓解。这一效应提供了第一个 allo-HSCT 的 GVL 的直接证据，证明了输注的 T 细胞可以清除病人的 CML 细胞，而供者淋巴细胞输注（DLI）便作为 CML 病人的一种有效的过继性免疫治疗手段[2]。DLI 可以安全用于无关供者移植后复发病人，其产生抗白血病效应也足以逆转加速期 CML。此外，DLI 也用于 IFN-α 或伊马替尼耐药而缺乏供者进行 allo-HSCT 的 CML 病人，以及接受自体 HSCT 后体外共刺激的自身 T 细胞回输等[23]。但是，DLI 的一个并发症是所输注的供者淋巴细胞可以导致移植物看宿主病（GVHD）的产生，这同样限制了 DLI 的应用。理想的 DLI 应该输注仅仅选择性识别白血病特异抗原的 T 细胞，它们仅对抗白血病细胞，而避免攻击正常的组织，即特异性的免疫细胞治疗。因此，有选择性地输注特定的 T 细胞亚群或者输注特异性地针对 CML 的 T 细胞的治疗更为重要[7]。一些研究提示产生 GVL 效应的 DLI 是由表达不同 TCR Vβ 亚家族的克隆性增殖 T 细胞所执行的，不同病人和不同的 HLA-I 限制性可表现为不同的克隆性 T 细胞应答，如 Vβ16 和 Vβ21 等[17,24]。在 DLI 后 3~5 个月仍能在病人外周血中检测到一定数量的克隆增殖的 T 细胞，显示了持续存在的抗 CML 的 GVL 效应，这也许可作为 DLI 诱导 GVL 效应的一个标志物[24]。近期研究通过小鼠模型证明了可鉴定 DLI 所产生的 GVL 效应[25]，这为分离和输注 GVL 和扩大 GVL 效应提供了可行性。如果能利用细胞工程、基因工程等方式制作这些特异针对 CML 的 T 细胞，能发挥更理想的治疗效果。

在这些技术中，最方便和直接的方式是分选病人自体的特异性抗白血病 T 细胞后，经过体外扩增等，然后回输给病人，清除残留的白血病细胞，预防复发。特异性过继性 CTL 免疫治疗是建立在诱导对抗不同 CML 相关白血病相关抗原（LAA）的 CTL 的基础上。已报道的特异 CTL 包括有抗仅表达于白血病细胞的次要组织相容抗原（miHA）和 BCR-ABL（b2a2、b3a2）等特异 CTL 等[26,27]。但是，一些研究发现病人自体 T 细胞不能很好发挥抗白血病作用，相反，利用供者的 T 细胞经过抗原诱导后，能在病人体内发挥特异性抗白血病效应。这主要与病人 T 细胞存在活化缺陷等原因相关。近期的一个利用抗原特异 CTL 治疗的 14 例同胞相合或无关供者 CD34$^+$HSCT 后的 CML 病人的临床试验结果显示：利用供者的 CD14$^+$ 单核细胞诱导产生成熟树突状细胞（DC）并负载 HLA 限制性的 PR1、WT1、和/或 BCR-ABL 多肽后，与 IL-2 和 IL-7 协同刺激供者 CD8$^+$T 细胞，刺激后 T 细胞分别在移植后 28、56 和 112 天输注，13 例病人存活，7 例获得分子水平缓解（随访中位时间 45 个月）。最重要的是所有接受治疗的病人均能在随访期间检测到多肽反应的 CD8$^+$T 细胞，而不伴有 GVHD 或复发。这一结果提示了预防性输注特异抗 CML 相关抗原的异基因 CD8$^+$T 细胞是安全的，也是一种促进疗效的策略[3,28]。

分离来自病人的抗原特异 T 细胞用于细胞免疫治疗在实际操作上有一定难度，建立一种基因修饰 T 细胞来获得所需要的效应细胞是一种理想的方法。通过分离所获得的特异抗白血病 T 细胞克隆所表达的 TCR 基因，将所获得 TCR α 和 TCR β 基因构建重组表达载体，转导供者 T 细胞而获得抗原特异 T 细胞[7]。例如，利用特异识别 WT1 抗原的 TCR 转导供者 T 细胞后具有特异抗 WT1 + 肿瘤细胞的作用[29]。第一个 TCR 基因修饰 T 细胞的血液肿瘤的治疗性临床前试验为 Strauss 课题组所报道，他们分离了由 HLA-A2 提呈 WT1 多肽诱导的高亲合力 CTL，获得 WT1 特异 CTL 克隆的 TCR α 和 TCR β 基因。将两基因插入逆转录病毒载体转导供者和白血病病人外周血 T 细胞，将获得的 WT1-TCR 修饰 CTL 治疗白血病 NOD/SCID 小鼠模型，大多数小鼠骨髓中的白血病细胞被清除[3,29]。这一结果为进一步开展临床试验提供依据。有关 TCR 修饰 CTL 的临床试验仅在晚期黑色素瘤病人治疗中有过报道[2]。此外，针对 CML 病人 T 细胞受体信号通路缺陷的问题，我们也尝试通过转导 TCR 信号通路活化分子来克服这一缺陷。例如，分选了 CML 病人的 T 细胞，转导了 CD3ζ 基因，并证明了转基因后可提高 T 细胞的活化功能和免疫效应[30]。然后，我们进一步将特异识别 CML 抗原的 T 细胞受体基因和 CD3ζ 基因联合转导到 T 细胞中，可诱导特异的抗 CML 免疫反应。

近期更为推崇的是一种新的抗原受体—嵌合型抗原受体（Chimeric antigen receptors，CAR）修饰 T 细胞技术，CAR 是应用特异抗细胞表面分子的抗体的单链可变区联合 TCR 信号分子基因形成嵌合受体修饰 T 细胞，使修饰后 T 细胞具有直接识别肿瘤细胞表面分子的能力，但不具有形成错配和导致自身免疫性反应的潜在可能性，且该作用不受 HLA 限制。该研究已经在抗 CD19 的 CAR 修饰 T 细胞治疗 B 细胞白血病的临床试验中证明了初步疗效[31]。后续发展其他靶向分子的 CAR 治疗包括 CML 是一个值得探索的免疫治疗途径。

2.3　免疫调节治疗

基于 CML 病人 T 细胞免疫抑制的特点，抗原特异的免疫治疗是重要的途径，但是去除免疫抑制因素才有可能更好地使特异 CTL 发挥作用。通过清除免疫抑制细胞或阻断免疫抑制分子效应也是免疫治疗的一个新策略。随着利用 PD-1 和 PD-L1 抗体双管齐下治疗肺癌取得的疗效令人瞩目[18,32]，越来越多的临床试验报道了两种抗体在多种肿瘤中的治疗效果。在 CML 中，免疫抑制的程度更为严重，设计相应的免疫调节治疗必然是一个重要的方向[3]。CML 中免疫调节治疗可以从几个方面考虑：①通过降低 Treg 水平增强白血病特异 CTL 的效应[33]；②下调 CTLA-4，PD-1 和 PD-L1 分子表达，多个负调控分子同时阻断才能发挥更好的免疫治疗作用[32,34,35]。利用抗单克隆抗体 ipili-mumab 阻断 CTLA-4，已在多个临床试验中证明具有增加 T 细胞活化能力和抑制白血病增殖的作用。同时，阻断 CTLA-4 可增强 allo-HSCT 病人抗白血病的效应而不增加 GVHD 效应[36,37]。抗 PD-1 和 PD-L1 在血液肿瘤中的应用总体效果也提示可增加抗原特异 CTL 功能，促进 allo-HSCT 病人的 GVL 效应而并不伴有 GVHD 效应[38~40]。此外，抑制 PD-1 和 PD-L1 也能提高过继性 CTL 或基因修饰的 CAR-CTL 的功能[41]；③去甲基化和去乙酰化药物上调白血病细胞的免疫原性，改善 NK 和 T 细胞的活化功能，已有一个Ⅲ其临床试验证明 HDC 联合低剂量 IL-2 用于巩固治疗后 AML 病人的免疫治疗可明显降低缓解期 AML 复发的风险[42]，CML 与 AML 具有相似免疫缺陷特点，这一免疫治疗方式相应也可在 CML 中实施临床试验；④上调免疫共刺激因子促进 T 细胞活化[30]。

3. 总结和展望

目前，尽管对于 CML 治疗以酪氨酸激酶抑制剂的靶向治疗为首选，越来越多的实验性、临床前和临床试验研究均显示了特异性免疫治疗抗髓性白血病的可行性和应用价值，过继性的 T 细胞治疗再度诱导缓解是重要的手段。仍然有系列的问题如提高疫苗的免疫原性、简化特异性过继性免疫治疗的程序等等需要进一步改进。而免疫调节治疗可能是一个更容易实施的新治疗手段，但其特异性和应用时机需要更好把握。

作者简介：李扬秋（1962~　），女，研究员。主要研究方向：

血液肿瘤免疫学，E-mail：jnyangqiuli@163.com。

基金项目：国家自然科学基金（81100353，81270604）和中央高校基本科研业务费专项资金（21612116）资助

参 考 文 献

［1］Cortes J, Kantarjian H. How I treat newly diagnosed chronic phase CML［J］. Blood, 2012, 120（7）：1390-1397.

［2］Li Y, et al. New insights into antigen specific immunotherapy for chronic myeloid leukemia ［J］. Cancer Cell Int, 2012, 12：52.

［3］李扬秋，等. 髓性白血病的免疫调节和细胞免疫治疗研究进展［J］. 暨南大学学报, 2013, 34（6）：571-576.

［4］Held SA, et al. Advances in immunotherapy of chronic myeloid leukemia CML［J］. Curr Cancer Drug Targets, 2013, 13（7）：768-774.

［5］Wei G, et al. First-line treatment for chronic myeloid leukemia：dasatinib, nilotinib, or imatinib［J］. J Hematol Oncol, 2010, 3：47.

［6］Rohon P. Biological therapy and the immune system in patients with chronic myeloid leukemia［J］. Int J Hematol, 2012, 96（1）：1-9.

［7］李扬秋，等. T细胞受体的研究和应用［M］。北京：人民卫生出版社, 2009, 103-117.

［8］Li Y, et al. Decreased level of recent thymic emigrants in $CD4^+$ and $CD8^+$ T cells from CML patients［J］. J Transl Med, 2010, 8：47.

［9］Li Y, et al. Restricted TRBV repertoire in $CD4^+$ and $CD8^+$ T-cell subsets from CML patients ［J］. Hematology, 2011, 16（1）：43-49.

［10］Torelli GF, et al. Defective expression of the T-cell receptor-CD3 zeta chain in T-cell acute lymphoblastic leukaemia［J］. Br J Haematol, 2003, 120（2）：201-208.

［11］Chen S, et al. TCR ζ chain expression in T cells from patients with CML［J］. Hematology, 2009, 14（2）：95-100.

［12］Chen J, et al. Imatinib impairs $CD8^+$ T lymphocytes specifically directed against the leukemia-associated antigen RHAMM/CD168 in vitro［J］. Cancer Immunol Immunother, 2007, 56（6）：849-861.

[13] Stehle F, et al. Reduced immunosuppressive properties of axitinib in comparison with other tyrosine kinase inhibitors [J]. J Biol Chem, 2013, 288 (23): 16334-16347.

[14] Sillaber C, et al. Immunosuppression and atypical infections in CML patients treated with dasatinib at 140 mg daily [J]. Eur J Clin Invest, 2009, 39 (12): 1098-1109.

[15] Fei F, et al. Effects of nilotinib on regulatory T cells: the dose matters [J]. Mol Cancer, 2010, 9: 22.

[16] Müller I, Pawelec G. Chronic phase patients with CML possess T cells capable of recognising autologous tumour cells [J]. Leuk Lymphoma, 2002, 43 (5): 943-951.

[17] Zha X, et al. Characterization of the CDR3 structure of Vβ21 T cell clone in patients with P210$^{BCR-ABL}$-positive CML and B-ALL [J]. Hum Immunol, 2011, 72 (10): 798-804.

[18] Ribas A. Tumor Immunotherapy Directed at PD-1 [J]. N Engl J Med, 2012, 366 (26): 2517-2519.

[19] Mumprecht S, et al. Programmed death 1 signaling on chronic myeloid leukemia-specific T cells results in T-cell exhaustion and disease progression [J]. Blood 2009, 114 (8): 1528-1536.

[20] Christiansson L, et al. Increased level of myeloid-derived suppressor cells, programmed death receptor ligand 1/programmed death receptor 1, and soluble CD25 in Sokal high risk chronic myeloid leukemia [J]. PLoS One, 2013, 8 (1): e55818.

[21] Matte-Martone C, et al. Graft-versus-leukemia (GVL) against mouse blast-crisis chronic myelogenous leukemia (BC-CML) and chronic-phase chronic myelogenous leukemia (CP-CML): shared mechanisms of T cell killing, but programmed death ligands render CP-CML and not BC-CML GVL resistant [J]. J Immunol, 2011, 187 (4): 1653-1663.

[22] Bocchia M, et al. Effect of a p210 multipeptide vaccine associated with imatinib or interferon in patients with chronic myeloid leukaemia and persistent residual disease: a multicentre observational trial [J]. Lancet, 2005, 365 (9460): 657-662.

[23] Rapoport AP, et al. Molecular remission of CML after autotransplantation followed by adoptive transfer of costimulated autologous T cells [J]. Bone Marrow Transplant, 2004, 33 (1): 53-60.

[24] Kondo Y, et al. Identification of T-cell clones showing expansion associated with graft-vs-leukemia effect on chronic myelogenous leukemia in vivo and in vitro [J]. Exp Hematol, 2001, 29 (4): 471-476.

[25] Lu YF, et al. Distinct graft-versus-leukemic stem cell effects of early or delayed donor leu-

kocyte infusions in a mouse chronic myeloid leukemia model [J]. Blood, 2012, 119 (1): 273-284.

[26] Li N, et al. Memory T cells from minor histocompatibility antigen-vaccinated and virus-immune donors improve GVL and immune reconstitution [J]. Blood, 2011, 118 (22): 5965-5976.

[27] Sun JY, et al. Identification of new MHC-restriction elements for presentation of the p210 (BCR-ABL) fusion region to human cytotoxic T lymphocytes [J]. Cancer Immunol Immunother, 2003, 52 (12): 761-770.

[28] Borchers S, et al. Genetically modified donor leukocyte transfusion and graft-versus-leukemia effect after allogeneic stem cell transplantation [J]. Hum Gene Ther, 2011, 22 (7): 829-841.

[29] Stauss HJ, et al. WT1-specific T cell receptor gene therapy: improving TCR function in transduced T cells [J]. Blood Cells Mol Dis, 2008, 40 (1): 113-116.

[30] Zha X, et al. Up-regulated TCRζ enhances interleukin-2 production in T-cells from patients with CML [J]. DNA Cell Biol, 2012, 31 (11): 1628-1635.

[31] Grupp SA, et al. Chimeric antigen receptor-modified T cells for acute lymphoid leukemia [J]. N Engl J Med, 2013, 368 (16): 1509-1518.

[32] Shi L, et al. The role of PD-1 and PD-L1 in T-cell immune suppression in patients with hematological malignancies [J]. J Hematol Oncol, 2013, 6: 74.

[33] Schick J, et al. Antileukemic T-cell responses can be predicted by the composition of specific regulatory T-cell subpopulations [J]. J Immunother, 2013, 36 (4): 223-37

[34] Berrien-Elliott MM, et al. Durable adoptive immunotherapy for leukemia produced by manipulation of multiple regulatory pathways of CD8+ T-cell tolerance [J]. Cancer Res, 2013, 73 (2): 605-616.

[35] Kochenderfer JN, et al. Donor-derived CD19-targeted T cells cause regression of malignancy persisting after allogeneic hematopoietic stem cell transplantation [J]. Blood, 2013, 122 (25): 4129-4139.

[36] Zhou J, et al. CTLA-4 blockade following relapse of malignancy after allogeneic stem cell transplantation is associated with T cell activation but not with increased levels of T regulatory cells [J]. Biol Blood Marrow Transplant, 2011, 17 (5): 682-692.

[37] Fevery S, et al. CTLA-4 blockade in murine bone marrow chimeras induces a host-derived antileukemic effect without graft-versus-host disease [J]. Leukemia, 2007, 21 (7):

1451-1459.

[38] Andorsky DJ, et al. Programmed death ligand 1 is expressed by non-hodgkin lymphomas and inhibits the activity of tumor-associated T cells [J]. Clin Cancer Res, 2011, 17 (13): 4232-4244.

[39] Norde WJ, et al. PD-1/PD-L1 interactions contribute to functional T-cell impairment in patients who relapse with cancer after allogeneic stem cell transplantation [J]. Cancer Res, 2011, 71 (15): 5111-5122.

[40] Koestner W, et al. PD-L1 blockade effectively restores strong graft-versus-leukemia effects without graft-versus-host disease after delayed adoptive transfer of T-cell receptor gene-engineered allogeneic CD8+ T cells [J]. Blood, 2011, 117 (3): 1030-1041.

[41] John LB, et al. Blockade of PD-1 immunosuppression boosts CAR T-cell therapy [J]. Oncoimmunology, 2013, 2 (10): e26286.

[42] Martner A, et al. Immunotherapy with histamine dihydrochloride for the prevention of relapse in acute myeloid leukemia [J]. Expert Rev Hematol, 2010, 3 (4): 381-391.

多发性骨髓瘤的研究热点与挑战

安　刚　邱录贵

中国医学科学院/北京协和医学院血液病医院

血液学研究所　淋巴肿瘤诊疗中心

摘要： 多发性骨髓瘤（multiple myeloma，MM）是一种常见于中老年人群的血液肿瘤，在我国的发病率逐年升高。近十余年免疫调节剂和蛋白酶体抑制剂等新药的应用显著提高了 MM 的疗效、延长了其生存期，并改变了 MM 的治疗模式。当前及今后一段时期，MM 研究领域的主要热点和挑战包括：精确的预后分层和基于预后分层的整体治疗，耐药机制及克服耐药的策略与方案，新药与传统药物的有机结合及方案的优化。

关键词： 多发性骨髓瘤，预后因素，细胞/分子遗传学，耐药，治疗方案

多发性骨髓瘤（multiple myeloma，MM）是西方国家常见的血液肿瘤，其发病率达到 5/10 万左右，随着我国老龄人口的逐渐增加，其发病率也逐年升高，现已达到 2/10 万左右，也已成为常见的血液肿瘤。自 20 世纪 90 年代中期以来，多发性骨髓瘤是欧美发达国家血液和肿瘤研究的热点疾病之一。近十年来，随着对 MM 发病机制、预后因素研究的深入，特别是以免疫调节剂沙利度胺、来那度胺和蛋白酶体抑制剂硼替佐米为代表的新药的应用，MM 的治疗模式发生了根本性的变化，疗效显著提高，越来越多的患者可以取得深度缓解，明显延长了生存时间，改善了生存质量。这一疾病的中位生存期传统治

疗的 2~3 年提高到现在的 5~8 年，甚至一部分患者生存期可以达到 15~20 年，MM 已经从一种治疗反应率低、不可治愈的肿瘤，变为治疗手段多样、可治疗、可控制的疾病[1]。但总体而言 MM 仍然是一种不可治愈的恶性肿瘤。尽管绝大多数初诊和初次复发的 MM 均对化疗非常敏感，可以取得部分缓解（PR）甚至完全缓解（CR），但几乎所有的 MM 均会复发并最终对治疗无效[2]。

近年来，国际多发性骨髓瘤领域的研究进展迅速，在基础研究、新药开发和临床研究方面均取得了重要的进展。对于 MM 分子病理发病机制的研究揭示 MM 是一种由复杂的基因组改变和表观遗传学异常所驱动的恶性肿瘤，同时肿瘤细胞与骨髓微环境的相互作用进一步促进了细胞增殖和耐药的发生。不仅提高了对疾病本质的认识，促进了新药特别是分子靶向药物的开发，同时还丰富和提高了 MM 的诊断和预后评估手段，如高通量的基因组学研究、血清游离轻链（sFLC）、MRI 和 PET-CT 等[3]。这提示深入进行 MM 的基础研究并进行临床转化是 MM 疗效提高的根本途径，这也是目前 MM 领域的主要研究热点。

1. 预后因素与基于预后的危险度分层治疗

MM 是一种高度异质性的疾病，患者的生存期差别很大，少数呈侵袭性进展的患者生存期只有半年到 2 年，而部分非常惰性的患者生存期可以达到 15 年以上。目前 MM 的治疗是基于询证医学的规范化整体治疗，即：适合移植的患者（年龄 ≤65 或 70 岁，体能状态良好），应用一种或两种新药+地塞米松为基础联合蒽环类（标准为多柔比星）或/和烷化剂（常用环磷酰胺）进行诱导治疗（多数为 3~4 疗程），达到 ≥PR 后进行单次或双次自体造血干细胞移植（ASCT）强化治疗，而后进行适当的维持治疗；不适合移植的老年或体弱患者，应用一种新药联合 MP（马法兰+泼尼松）或小剂量地塞米松诱导治疗，达到最佳疗效后进行维持治疗。

　　但对于一个高度异质性的肿瘤，基于预后（或危险度）分层进行规范化、精准化治疗是其发展趋势。MM 的预后因素包括临床分期、生化指标、分子遗传学异常、微环境、宿主的免疫状态以及对治疗的反应等多个方面。这几年的 MM 预后因素的研究重点主要集中在分子细胞遗传对预后及治疗的影响以及建立以分子细胞遗传特征与临床与生化指标结合的新预后模式的探讨，其中最主要的进展在细胞遗传领域。

1.1　预后因素与预后分层

　　浆细胞肿瘤的发病是一个累及多基因、多阶段、多步骤的过程，在此过程中基因组不稳定导致遗传学异常事件的积累发挥了至关重要的作用。分子遗传学异常已经成为 MM 最重要的预后因素。从肿瘤遗传学的角度来说，MM 也不是单一疾病，而是不同遗传学背景组成的一组疾病。我们中心近 5 年对中国 MM 患者的分子细胞遗传学异常特征进行了系统研究，400 例初治和近 150 例复发/难治 MM 的 FISH 检测结果显示，90%的初治患者和近 100%的复发/难治 MM 存在至少 1 种常见的遗传学异常，高危遗传学异常的比例较西方国家高 5 至 10 个百分点，主要遗传学异常的临床意义与西方人群相似。不同的遗传学背景是 MM 异质性的根本原因，也是指导临床用药的主要参考。例如，伴有 13q（RB-1）缺失和 t（4；14）的 MM，既往常规治疗预后不良，而应用蛋白酶体抑制剂硼替佐米治疗则能在很大程度上克服其不良预后。我们的一项较大系列的研究显示，1q21（CKS1β）扩增的患者预后不良，而且与 17p（p53）缺失一样，其不良预后不能被硼替佐米等新药克服[4]。多数研究显示伴 t（11；14）的 MM 预后中等，我们的进一步研究显示这一群 MM 患者中不伴 CD20 表达者易进展为浆细胞白血病，而且 t（11；14）是原发性和继发性浆细胞白血病的共同遗传学特征[5]。因此，细胞分子遗传学异常是进行 MM 危险度分层的核心和基础。

　　虽然细胞分子遗传学是 MM 危险度分层的核心因素，但传统的临床与血清学指标的预后价值仍值得重视。国际上大多数观点认为高β2-MG、轻链或 IgA 型、肾功能不全、严重骨病、髓外侵犯和高乳酸脱氢酶（LDH）等传统指标仍然具有预后意义，特别是能在遗传学指标为标危的患者中进一步筛选出高危患者。2011 年国际骨髓瘤工作组共识中即将 ISS 分期和细胞遗传学指标相结合来定义高危 MM：17p缺失、t（14；16）、t（4；14）、传统核型检测出−13/13q 缺失、ISS-Ⅱ和Ⅲ期。我们的研究发现将血清游离轻链（sFLC）结合 ISS 分期可以将 MM 由原来的 3 个预后分组增加到 4 个预后分组。此外，我们的结果提示乳酸脱氢酶（LDH）水平也是一个重视的预后指标[6]。

在临床工作中，我们认为 MM 患者初诊及复发时均应进行相关危险因素的检测以评估其危险度分层，推荐的检测有：β2-MG 和血清白蛋白以确定 ISS 分期，FISH 检测 del 13q（RB-1）、del 17p（p53）、IgH 异位及 1q21+，IgH 异位阳性者进一步检测 t（4；14）和 t（14；16），并结合血清 LDH 以筛选出高危患者。目前，我们正在组织全国的多中心临床研究，以期建立包括分子细胞遗传学、生化指标（β2-MG、LDH）及临床特征的 MM 预后积分系统，对 MM 进行更精确的预后分层。

1.2 预后分层治疗

虽然对 MM 的预后因素已进行了较深入的研究，但对 MM 进行基于预后的危险分层治疗的研究才刚刚开始，尚无很好的询证医学结果。现在国际上在进行 MM 分层治疗研究的主要中心是美国的阿肯色大学医学中心和梅奥诊所。阿肯色大学医学中心 Barlogie 教授领导的团队建立了一个由 72 个具有预后价值的基因表达谱的 MM 预后分层系统，他们于 2011 年在取得了显著疗效 TT3（total therapy Ⅲ）方案的基础上，设计了基于预后分层治疗的 TT4 方案。即对预后良好组患者按照 TT3 或减量的 TT3 方案进行随机分组治疗，而对预后不良患者则设计了较 TT3 方案更强烈的治疗。梅奥诊所的 MM 研究组自 2011年起对 MM 进行预后分层治疗。他们首先建立基于遗传学特征（包括染色体核型、FISH 及基因表达谱）的预后分层系统（SMART 系统），将 MM 患者分为标危、中危和高危三个不同预后组别。三个不同预后组采用不同的诱导和巩固维持治疗方案，即标危组以来那度胺联合小剂量地塞米松（Rd）方案为主要治疗，中危组则以硼替佐米为基础的 VCD（硼替佐米+环磷酰胺+地塞米松）诱导及硼替佐米维持治疗，而高危组则采用硼替佐米与来那度胺两个新药联合地塞米松（VRD）进行诱导治疗及巩固维持治疗，适合移植的患者均在诱导治疗后进行自体造血干细胞移植强化治疗。这两个基于预后危险分层治疗的前瞻性临床研究目前均在进行中，结果值得期待。

1.3 存在问题与挑战

对于预后和危险分层研究方面现在面临的主要挑战是如何建立最精确的预后分层模式，单纯基于临床进程、分子细胞遗传学和生化指标的分期系统都不够全面，最佳方案可能需要综合加权值不同的预后因素建立一个预后积分系统。目前有关的预后分层治疗策略的研究刚刚起步，其可行性以及是否可以提高 MM 特别是高危患者的长期生存仍有待观察，但作者认为我国有条件的先进的 MM 诊治中心应该开展这方面的研究。

除了上述预后因素外，治疗反应是比较综合的预后指标，它综合反映了疾病的性质、宿主因素等相关的因素。既往的临床研究表明，缓解程度和病人的生存期有关，所以我们治疗的目标要尽可能争取达到比较好的缓解。但是是否所有的病人获得完全缓解以后都能长期生存呢？美国的 TT2 临床实验就显示，获得了完全缓解但早期复发的患者，比仅获得部分缓解但惰性进展的病人的长期生存率还要低。所以单纯获得完全缓解还不是长期生存的标准，而维持缓解状态更为重要。这就需要临床医生根据病人的不同疾病特点设计包括诱导、巩固/强化、维持及复发后解救治疗在内的整体治疗策略和方案。

2. 耐药与耐药机制

虽然 MM 的疗效和生存已得到显著提高，但 MM 总体上仍然是一个不可治愈的疾病。MM 为什么很难治愈？耐药是根本原因。MM 从缓解到复发，复发到难治，肿瘤细胞的恶性程度不断升高。耐药问题是治愈 MM 最大的障碍。MM 细胞异质性强，基因组高度不稳定，生长增殖高度依赖骨髓微环境，都是耐药细胞出现和存在的原因。因此寻找 MM 复发、耐药、进展的机制和根源，确定新的治疗靶点，寻求新的干预政策对于提高 MM 的疗效具有十分重要的意义，也是 MM 研究领域的另一个主要热点和挑战。

2.1　肿瘤微环境与耐药

微环境支持和保护可能是 MM 耐药的一个重要机制。MM 的肿瘤微环境（即骨髓微环境）包括骨髓基质细胞、细胞外基质（ECM）和多种生长因子，三者共同组成了复杂而有效的调节网络，与 MM 瘤细胞相互作用形成促进 MM 发生、发展的恶性循环，是研究肿瘤细胞和微环境的良好模型。MM 患者的骨髓微环境可通过分泌细胞因子，与 MM 细胞直接接触等多种方式对 MM 细胞的存活和增殖起着重要的支持作用，并能保护骨髓瘤细胞免于化疗药物的杀伤。因此，MM 细胞与其微环境的相互作用在骨髓瘤的进展和耐药中发挥了重要作用。我们最近的研究结果表明与正常的间充质干细胞相比，来自于 MM 病人的间充质干细胞对 MM 细胞有更好的保护作用，并能抵抗硼替佐米诱导的细胞凋亡，miRNA 15a/16 在这一过程中发挥介导作用[7]。

研究表明，成骨细胞、巨噬细胞、脂肪细胞等骨髓基质细胞参与了 MM 细胞的耐药。脂肪细胞，作为骨髓基质细胞的主要成分，已被证实参与 MM 细胞快速生长，转移和细胞凋亡。MD Anderson 肿瘤中心的研究证实骨髓中的脂肪细胞可以通过激活细胞自噬来保护 MM 细胞免于化疗药物诱导的凋亡。研究结果显示，MM 细胞与脂肪细胞共培养，可显著降低美法仑诱导的 caspase-3、caspase-9 和 PARP 的水平，并上调自噬蛋白 LC3B、ATG3、ATG5 和 LAMP-1 的表达。自噬抑制剂 3-甲基腺嘌呤和二磷酸氯喹显著增加凋亡细胞比例和凋亡蛋白 caspase 的活性。此外，脂肪细胞分泌的瘦素、脂联素、脂肪酶等也可抑制细胞凋亡，增强细胞自噬，从而诱发耐药。该研究结果为提高化疗药物的敏感性提供了新的思路和线索[8]。

低氧是骨髓微环境的一个特点，随着 MM 细胞的快速增殖，随之而来的就是骨髓龛的严重缺氧，而缺氧在骨髓瘤细胞的增殖、扩散以及血管新生中发挥重要作用。研究证实低氧条件下的 MM 细胞可表现出肿瘤干细胞样的特性，从而参与骨髓瘤耐药。有研究表明，低氧环境下 MM 细胞对硼替佐米、美法仑的敏感性降低，且硼替佐米可影响周期蛋白（如 p21，p53，p57）和糖代谢蛋白的表达。也有研究证实低氧条件下的 MM 细胞可表现出肿瘤干细胞样的特性，从而参与骨髓瘤耐药[9]。

2.2　克隆演变与耐药

近两年的一些研究显示克隆演化是 MM 耐药的另一重要机制。MM 的基因组非常不稳定，在病程中可以动态演变。随着近些年新的实验技术的不断进步以及对 MM 遗传学变化的进一步认识，认为 MM 的克隆进化模式可能分为多种，Keats 等[10]运用序贯基因组分析同一患者在不同时间点的标本，发现随着疾病的进展，遗传学标危患者遗传结构变化较少，而高危患者却会有较多的遗传学改变，高危患者的不良预后至少部分与其克隆进化导致的克隆异质性和随之产生的耐药相关。MM 的克隆进展可能存在 3 种模式：遗传学稳定型（复发时克隆与初诊时一致的基因组稳定型，可表现为超二倍体，对应于临床预后低危组）、线性进展型（初诊时的克隆获得一种或多种遗传学异常，但致病克隆仅有一种优势克隆）、优势克隆此消彼长的分枝模型（病程中出现多种亚克隆，之间相互竞争，此消彼长），后二者对应于高危组。而且在诊断时的小克隆可以进展为复发时的优势克隆，这在 Magrangeas 等[11]的工作中得到了直接的证实，MM 作为一种具有多种遗传学异常的异质性很强的疾病，继发的细胞遗传学异常反映了疾病进程，通过对 24 个具有初治、复发标本配对的 MM 患者研究发现了一些以分枝模式进展的小克隆，约有 1/3 患者中的这些小克隆不是起源于初诊时的优势克隆而是来源于治疗过程中的残存的小克隆。初诊时的优势克隆被化疗杀灭，小克隆幸存并不断扩张成为复发时的优势克隆。非线性进化模式在硼替佐米治疗组比传统化疗组更多见，在获得完全缓解（CR）和非常好的部分缓解（VGPR）疗效的患者中比低于此疗效的患者中更多见。而且，亦有研究证明诸如 TP53、t（4；14）等高危细胞遗传学异常往往出现在初诊时的小克隆，他们往往对化疗不敏感，经过多次化疗成为复发时的优势克隆[12,13]。运用 SNP 芯片技术鉴定出了一些非线性模式进展的亚克隆，发现 1/3 的 MM 患者在治疗过程中获得新的遗传学异常，复发时出现的小克隆可能与硼替佐米治疗有关。Egan 等对 1 例有 t（4；14）的 MM 患者在初诊、第一次复发、第二次复发、PCL 共计 5 年病程中的四个时间点进行全基因组测序（WGS），发现了 36 个经过验证的单核苷酸变异（single-nucleotide variants，SNVs），其中 10 个 SNVs 是疾病发展中各个阶段所共有的，5 个 SNVs 只存在于 PCL 阶段，并观察到 SNV 数目随着病程的进展而不断变化[14]。

研究克隆性演变最佳的方法是在多个不同的时点通过纵向比较来分析克隆演变类型。我们目前正在与瑞典卡洛琳斯卡肿瘤遗传实验室合作，应用单细胞的多基因分析技术，通过对 MM 病人不同时段基因的序贯性分析来找出克隆的演变性规律。

3. 新药与治疗方案的优化

因为对 B 细胞分化发育的信号通路研究比较透彻，所以对 B 细胞（包括浆细胞）肿瘤信号通路的异常也了解得比较透彻，靶向 B 细胞肿瘤信号通路的小分子及抗体药物开发是近十年肿瘤新药研究的一个奇迹。目前针对 MM 的新药非常多可谓日新月异，除前述已广泛应用与临床的沙利度胺、来那度胺及硼替佐米外，新型蛋白酶体抑制剂、免疫调节剂和烷化剂，抗 CS-1 和抗 CD38 单克隆抗体、HDAC 抑制剂、Pi3K/AKT/mTOR 抑制剂、BTK 抑制剂等一系列新药目前均在进行不同阶段的临床试验，并显示出良好的疗效。不同的药物有不同的作用机制，而且新药往往价格昂贵，如何根据 MM 的发病机制、各种药物的作用机制进行合理组合和恰当使用，以最大限度地发挥抗肿瘤作用及取得最佳的药物经济效益也是 MM 诊治和研究领域热的一大热点和挑战。

来那度胺作为沙利度胺衍生物，其生物学活性显著优于沙利度胺，且神经毒性、深静脉血栓等副作用较小，目前在欧美国家已被批准用于 MM 的一线治疗。由 Thierry Facon 教授在全会报告的由法国骨髓瘤研究协作组（IFM）的组织、全球 14 个国家和地区 280 余中心参与的《来那度胺联合小剂量地塞米松与美法仑+泼尼松联合沙利度胺治疗初诊不适于移植的多发性骨髓瘤的Ⅲ临床试验》，即 FIRST（Frontline Investigation Of Lenalidomide + Dexamethasone Versus Standard Thalidomide）研究。First 临床试验是迄今为止在多发性骨髓瘤领域最大规模的国际多中心临床试验。这一试验有两个创新性的改变临床实践的结果：一是 Rd 持续应用作为不适合移植患者的一线治疗方案可以显著提高患者的近期缓解率和远期生存（PFS 及 OS），明显优于目前的一线方案 MPT 方案，而且持续应用的安全性和耐受性良好；二是持续应用 Rd 方案超过两年的继发第二原发肿瘤（SPM）的风险低于目前的 MPT 方案，提示原来 MPR 试验中 SPM 增高的风险主要可能是与 MEL 相关。

对药物作用机制的深入研究有利于临床医生更好地选择药物及对不同药物的联合或序贯应用进行优化组合。例如新一代免疫调节剂来那度胺虽然是沙利度胺的衍生物，但两者的抗肿瘤效果与作用机制并不完全一样，沙利度胺的抗血管新生作用优于来那度胺，而来那度胺对肿瘤细胞的杀伤及诱导凋亡作用优于沙利度，因此两药的耐药性并不完全交叉，对沙利度胺耐药的部分 MM 患者对来那度胺仍然敏感。对于免疫调节剂的抗肿瘤及免疫调节作用的确切分子机制一直不甚明了。去年底，哈佛大学的 Jan Krönke 和他的同事应用定量蛋白组学的方法，首次揭示了来那度胺治疗效应的分子机制：来那度胺促进底物 IKZF1 和 IKZF3 与 CRBN 底物结合区的结合，增加这两个底物的泛素化，从而靶向性促进了这两个对于包括骨髓瘤细胞在内的浆细胞及成熟 B 细胞生存所需转录因子的降解。此外，本研究也证明来那度胺通过剂量依赖性效应降低 IKZF1 和 IKZF3 的蛋白水平，诱导人（原代）T 细胞表达和释放 IL-2 而发挥免疫调节效应[16]。对于进一步深入研究来那度胺的药理药效、耐药机制及拓展其临床应用具有十分重要的意义。例如，根据这一研究结果抑制泛素化作用的蛋白酶体抑制剂与来那度胺应该序贯应用更能发挥协同效应。

第二代蛋白酶体抑制剂 Carfizomib 通过不可逆地抑制蛋白酶体的糜蛋白酶活性发挥作用，主要特征为靶向特异性高、神经毒性低，已被美国食品和药物管理局批准用于治疗复发难治 MM（RRMM）[15]。其他新型蛋白酶体抑制剂：包括 MLN9708（Ixazomib）及 Oprozomib 等新型口服蛋白酶体抑制剂，因其应用方便值得期待。

4. 小结

近十余年免疫调节剂和蛋白酶体抑制剂等新药的应用显著提高了 MM 的疗效、延长了其生存期，并改变了 MM 的治疗模式。当前及今后一段时期，MM 研究领域的主要热点和挑战包括：精确的预后分层和基于预后分层的整体治疗，耐药机制及克服耐药的策略与方案，新药与传统药物的有机结合及方案的优化。

作者简介：安刚（1979~　），男，主治医师，医学博士，主要研究方向：多发性骨髓瘤的基础与临床。

邱录贵（1964~　），男，教授。主要研究方向：造血干细胞移植的临床和相关基础研究，造血干细胞工程，以及血液肿瘤的有效治疗，Email：drqiu99@ medmail.com.cn。

参 考 文 献

［1］ Palumbo A, et al. N Engl J Med, 2011, 364: 1046-1060.

［2］ Kyle RA, Rajkumar SV. An overview of the progress in the treatment of multiple myeloma. Expert Rev Hematol, 2014.

［3］ Dimopoulos M, et al. Consensus recommendations for standard investigative workup: report of the International Myeloma Workshop Consensus Panel 3. Blood, 2011, 117: 4701-4705.

［4］ An G, et al. Chromosome 1q21 gains confer inferior outcomes in multiple myeloma treated with bortezomib but copy number variation and percentage of plasma cells involved have no additional prognostic value. Haematologica, 2014, 99: 353-359.

［5］ An G, et al. t (11; 14) multiple myeloma: A subtype associated with distinct immunological features, immunophenotypic characteristics but divergent outcome. Leuk Res, 2013, 37: 1251-1257.

［6］ An G, et al. Prognostic value of high serum lactate dehydrogenase in plasma cell dyscrasias: a re-evaluation in the context of cytogenetic aberration data. Leuk Lymphoma, 2013, 54: 2556-2559.

［7］ Hao M, et al. Bone marrow stromal cells protect myeloma cells from bortezomib induced apoptosis by suppressing microRNA-15a expression. Leuk Lymphoma, 2011.

［8］ Yang J, et al. Activation Of Autophagy By Bone Marrow Adipocytes Protects Myeloma Cells From Chemotherapy-Induced Apoptosis. blood, 2013, 122: 1915.

［9］ Azab AK, et al. Hypoxia promotes dissemination of multiple myeloma through acquisition of endothelial to mesenchymal transition-like features. Blood, 2012.

［10］ Keats JJ, et al. Clonal competition with alternating dominance in multiple myeloma. Blood, 2012, 120: 1067-1076.

［11］ Magrangeas F, et al. Minor clone provides a reservoir for relapse in multiple myeloma. Leukemia, 2013, 27: 473-481.

［12］ Hebraud B, et al. The translocation t (4; 14) can be present only in minor subclones in multiple myeloma. Clin Cancer Res, 2013.

［13］ Mangiacavalli S, et al. Correlation between burden of 17P13. 1 alteration and rapid escape to plasma cell leukaemia in multiple myeloma. Br J Haematol, 2013, 162: 555-558.

[14] Egan JB, et al. Whole genome sequencing of multiple myeloma from diagnosis to plasma cell leukemia reveals genomic initiating events, evolution and clonal tides. Blood, 2012.

[15] Jakubowiak AJ, et al. Treatment outcomes in patients with relapsed and refractory multiple myeloma and high-risk cytogenetics receiving single-agent carfilzomib in the PX-171-003-A1 study. Leukemia, 2013, 27: 2351-2356.

[16] Jan Krönke, Namrata D. Udeshi, Anupama Narla, et al. Lenalidomide causes selective degradation of IKZF1 and IKZF3 in multiple myeloma cells. 28 November 2013 / Pages 1-8/ 10. 1126/science. 1244851, http://www.sciencemag.org/content/early/recent.

未来淋巴瘤治疗领域的机遇与挑战

石远凯

中国医学科学院肿瘤医院

摘要：淋巴瘤是我国发病率居第9位的恶性肿瘤，主要包括霍奇金淋巴瘤和非霍奇金淋巴瘤两大类。近年来靶向药物的应用，淋巴瘤患者的疗效较前有了明显的提高。未来，随着更多靶向药物的问世，淋巴瘤患者的预后必将进一步改善。

关键词：淋巴瘤，化疗，靶向药物

淋巴瘤是起源于淋巴细胞的恶性肿瘤，由于淋巴细胞可以分布和游走于全身的任何器官和组织，所以淋巴瘤表现为一种全身性的疾病。我国淋巴瘤的发病率远远低于欧美国家，比如美国统计的2006~2010年淋巴瘤的发病率是22.5/10万，死亡率是6.8/10万。而我国2003~2007年统计的发病率是3.97/10万，死亡率是2/10万，《2012年中国肿瘤登记年报》公布的2012年发病率是3.75/10万，位于所有恶性肿瘤发病率的第8位。虽然我国的发病率明显低于欧美国家，但由于我国人口基数大，淋巴瘤的患者数量依然众多。

淋巴瘤按照病理类型可以分为霍奇金淋巴瘤和非霍奇金淋巴瘤两大类。非霍奇金淋巴瘤按照起源淋巴细胞的不同，进一步分为B细胞和T/NK细胞淋巴瘤，其下的病理亚型50余种。从预后上看，霍奇金淋巴瘤治疗效果相对比较好，早期患者的治愈率已达80%以上[1~3]，晚期患者常规治疗的治愈率也达60%以上[4~7]，如果采用更强的BEACOPP方案化疗，长期无病生存率可达80%以上[8]。非霍奇金淋巴瘤的预后总体上不如霍奇金淋巴瘤，但由于利妥昔单抗的应用，15 年来，B 细胞淋巴瘤患者的预后也有了较大的提高。比如在我国发病率几乎占所有 B 细胞淋巴瘤 50% 的弥漫大 B 细胞淋巴瘤，应用含利妥昔单抗的化疗方案与传统的单纯 CHOP 方案相比，患者的无病生存率总体提高了 10%~15%[9~12]。另外对于惰性 B 细胞淋巴瘤中的主要病理亚型滤泡淋巴瘤，联合利妥昔单抗虽依然不能使得这一淋巴瘤达到治愈，但可以延长患者的总生存时间约 24~36 个月[13~16]。然而，对于 T 细胞淋巴瘤，治疗的疗效并没有突破。比如我国高发的 NK/T 细胞淋巴瘤，几乎占我国 T 细胞淋巴瘤发病率的 40%~50%，晚期或放疗后复发患者的预后依然较差，即使采用高强度、高毒性的联合化疗，长期缓解率也仅有 20%~40%[17~22]。其他的外周 T 细胞淋巴瘤，如血管免疫母 T 细胞淋巴瘤、外周 T 细胞淋巴瘤-非特指型和部分 ALK- 的间变大细胞淋巴瘤，化疗后患者的长期生存率也只有 20%~30%[23~26]。因此 T 细胞淋巴瘤的治疗仍是目前淋巴瘤治疗的难点，均有待于新的有效药物的问世。

最近几年，多种靶向药物的临床实验获得了突破性的进展，淋巴瘤的治疗可能在未来跨入一个新的时代。比如作用于 B 细胞受体通路上的 SYK，BTK、PI3K 和 mTOR 等靶点的小分子激酶抑制剂，对于套细胞淋巴瘤、慢性淋巴细胞白血病、滤泡淋巴瘤和弥漫大 B 细胞淋巴瘤等已取得令人欣喜的疗效，且副作用并不明显，这些药物必将给 B 细胞淋巴瘤的治疗带来革命性的进步，为淋巴瘤患者带来光明的希望。目前，BTK 抑制剂 Ibrutinib 和二代利妥昔单抗 GA101 已经美国 FDA 批准上市分别治疗套细胞淋巴瘤和慢性淋巴细胞白血病。其中 Ibrutinib 单药治疗复发耐药的慢性淋巴细胞白血病的有效率为 71%，中位随访 26 个月时，75% 的患者处于无进展生存状态[27]。同样 Ibrutinib 治疗套细胞淋巴瘤也获得了很好的疗效，111 例复发耐药的套细胞淋巴瘤患者，单药治疗的有效率为 68%，中位缓解时间 13.9 个月[28]。然而，作用于 B 细胞受体通路的靶向药物，单药治疗生长较慢的惰性淋巴瘤取得了较好的疗效，但是对于生长较快的弥漫大 B 细胞淋巴瘤，往往效果有限[29~31]。因此，如何利用药物作用靶点间的协同作用，发挥更好的疗效，是未来的研究方向。另外，有希望的 T 细胞淋巴瘤的靶向药物也逐渐增多，比如携带毒素的抗 CD30 抗体 SGN-35，对于复发难治的 CD30 阳性的间变大细胞淋巴瘤也获得了接近 90% 的有效率[33]。

表 1　有前景的淋巴瘤治疗相关新型靶向药物

药物名称	类型	靶点	研发阶段
Obinutuzumab	单抗	CD20	美国上市
Brentuximab Vedotin	单抗+毒素	CD30	美国上市
Epratuzumab	单抗	CD22	Ⅲ期
Fostamatinib	小分子抑制剂	Syk（脾酪氨酸激酶）	Ⅱ期
Ibrutinib	小分子抑制剂	Bruton 酪氨酸激酶	美国上市
Everolimus（RAD001）	小分子抑制剂	mTOR	Ⅱ期
Lenalidomide	免疫调节剂	细胞因子、血管生成	Ⅲ期
Enzastaurin	小分子抑制剂	PKCβ	Ⅲ期
ABT-199	小分子抑制剂	BCL-2	Ⅰ期
Idelalisib	小分子抑制剂	PI3K	Ⅲ期

淋巴瘤的靶向治疗正在迎接追求疗效更显著，毒副反应更轻，患者的生活质量可以获得全面的改善和口服方便给药的全新时代。但目前还面临许多的问题。包括：年轻靶向药物的远期毒性还有待进一步观察，如何有效的组合靶向药物、提高疗效、克服耐药是主要探索的方向。因此如何站在基础研究的根基上，设计合理的联合用药方案，以更安全的方法，治愈更多的患者，是未来的发展方向。同时必须看到这些靶向药物还都是国外研发，且价格非常昂贵，我国绝大多数的患者不能负担。另外只是依靠国外的新药临床研究，是无法使中国人走在世界的前沿的，因此需要加快国内新药的临床研究和相应的转化

性研究。国内值得骄傲的药物是主蛋白"去胰腺氨化酶"的抑制剂，临床实验已经做完了，这是国家具有自主知识产权的药物。上海中心国健的 CD20 的单抗已完成Ⅰ～Ⅲ期的临床研究，预计年底受批于药监局。另外，国内正在有更多的仿制和自主研发的新药批准进行临床研究，如果这些新药未来可以通过获准上市，将更多的造福我国的淋巴瘤患者。

中国医学科学院肿瘤医院是国家临床抗肿瘤药物临床试验基地，近 3 年来平均在研的新药临床研究 200 余项。另外，为了加强新药的药代动力学研究和基础研究工作，我们在国家重大新药创制和其他基金的支持下把新药实验室建设作为最重要的工作之一，"北京市抗肿瘤分子靶向药物临床研究北京市重点实验室"已经获批。我们主要的临床研究，分子靶点标准化检测平台对标准药物的研发，包括淋巴瘤的研发都会起到一些重要的推动作用。我们临床研究工作以每年 25%左右的幅度上升。所以不仅淋巴瘤，我们会在国家整个临床和转化前期医学研究的基础上不断进步，让一些新的研究成果不断问世。

作者简介：石远凯（1960～　），男，教授。恶性肿瘤的临床与基础研究，Email：syuankaipumc@126.com。

参 考 文 献

[1] Noordijk EM, et al. Combined-modality therapy for clinical stage Ⅰ or Ⅱ Hodgkin's lymphoma: long term results of the European Organisation for Research and Treatment of Cancer H7 randomized controlled trials. J Clin Oncol, 2006, 24: 3128-3135.

[2] Engert A, et al. Two cycles of doxorubicin, bleomycin, vinblastine, and dacarbazine plus extended field radiotherapy is superior to radiotherapy alone in early favorable Hodgkin's lymphoma: final results of the GHSG HD7 trial. J Clin Oncol, 2007, 25: 3495-3502.

[3] Ferme C, et al. Chemotherapy plus involved-field radiation in early-stage Hodgkin's disease. N Engl J Med, 2007, 357: 1916-1927.

[4] Hoskin PJ, et al. Randomized comparison of the Stanford V regimen and ABVD in the treatment of advanced Hodgkin's lymphoma: United Kingdom National Cancer Research Institute lymhoma group study ISRCTN 6414244. J Clin Oncol, 2009, 27: 5390-5396.

[5] Canellos GP, et al. Chemotherapy of advanced Hodgkin's disease with MOPP, ABVD, or MOPP alternating with ABVD. N Engl J Med, 1992, 327: 1478-1484.

[6] Connors JM, et al. Treatment of advanced Hodgkin's disease with chemotherapy-comparison of MOPP/ABV hybrid regimen with alternating courses of MOPP and ABVD: A report from the National Cancer Institute of Canada clinical trials group. J Clin Oncol, 1997, 15: 1638-1645.

[7] Duggan D, et al: A randomized comparison of ABVD and MOPP/ABV hybrid for the treatment of advanced Hodgkin's disease: Report of an intergroup trial. J Clin Oncol, 2003, 21: 607-614.

[8] Engert A, et al. Escalated-dose BEACOPP in the treatment of patients with advanced-stage Hodgkin's Lymphoma: 10 years of follow-up of the GHSG HD9 study. J Clin Oncol, 2009, 27: 4548-4554.

[9] Pfreundschuh M, et al. CHOP-like chemotherapy plus rituximab versus CHOP-like chemotherapy alone in young patients with good-prognosis diff use large-B-cell lymphoma: a randomised controlled trial by the MabThera International Trial (MInT) Group. Lancet Oncol, 2006, 7: 379-91.

[10] Feugier P, et al. Long-term results of the R-CHOP study in the treatment of elderly patients with diff use large B-cell lymphoma: a study by the Groupe d'Etude des Lymphomes de l'Adulte. J Clin Oncol, 2005, 23: 4117-26.

[11] Sehn LH, et al. Introduction of combined CHOP plus rituximab therapy dramatically improved outcome of diff use large B-cell lymphoma in British Columbia. J Clin Oncol, 2005, 23: 5027-33.

[12] Miller TP, et al. Eff ect of adding rituximab to three cycles of CHOP plus inolved-fi eld radiotherapy for limitedstage aggressive diff use B-cell lymphoma (SWOG-0014). Blood, 2004; 104: 48 (abstr).

[13] Buske C, et al. The Follicular Lymphoma International Prognostic Index (FLIPI) separates high-risk from intermediate-or low-risk patients with advanced-stage follicular lymphoma treated front-line with rituximab and the combination of cyclophosphamide, doxorubicin, vincristine, and prednisone (R-CHOP) with respect to treatment outcome.

Blood, 2006, 108: 1504-1508.

[14] Czuczman MS, et al. Prolonged clinical and molecular remission in patients with low-grade or follicular non-Hodgkin's lymphoma treated with rituximab plus CHOP chemotherapy: 9-year follow-up. J Clin Oncol, 2004, 22: 4711-4716.

[15] Hiddemann W, et al. Frontline therapy with rituximab added to the combination of cyclophosphamide, doxorubicin, vincristine, and prednisone (CHOP) significantly improves the outcome for patients with advanced-stage follicular lymphoma compared with therapy with CHOP alone: results of a prospective randomized study of the German Low-Grade Lymphoma Study Group. Blood, 2005, 106: 3725-3732.

[16] Marcus R, et al. Phase III study of R-CVP compared with cyclophosphamide, vincristine, and prednisone alone in patients with previously untreated advanced follicular lymphoma. J Clin Oncol, 2008, 26: 4579-4586.

[17] Au WY, et al: Clinicopathologic features and treatment outcome of mature T-cell and natural killer-cell lymphomas diagnosed according to the World Health Organization classification scheme: A single center experience of 10 years. *Ann Oncol*, 2005, 16: 206-214.

[18] Lee J, et al: Extranodal natural killer T-cell lymphoma, nasal-type: A prognostic model from a retrospective multicenter study. J Clin Oncol, 2006, 24: 612-618.

[19] Chim CS, et al: Primary nasal natural killer cell lymphoma: Long-term treatment outcome and relationship with the International Prognostic Index. Blood, 2004, 103: 216-221.

[20] Jaccard A, et al: L-asparaginase-based treatment of 15 western patients with extranodal NK/T-cell lymphoma and leukemia and a review of the literature. Ann Oncol, 2009, 20: 110-116.

[21] Kim SJ, et al: Phase II trial of concurrent radiation and weekly cisplatin followed by VIPD chemotherapy in newly diagnosed, stage I E to II E, nasal, extranodal NK/T-cell lymphoma: Consortium for Improving Survival of Lymphoma study. J Clin Oncol, 2009, 27: 6027-6032.

[22] Yamaguchi M, et al. Phase I study of dexamethasone, methotrexate, ifosfamide, l-asparaginase, and etoposide (SMILE) chemotherapy for advanced-stage, relapsed or refractory extranodal natural killer (NK) /T-cell lymphoma and leukemia. Cancer Sci, 2008, 99: 1016-1020.

[23] Attygalle AD, et al. Histologic evolution of angioimmunoblastic T-cell lymphoma in consecutive biopsies: clinical correlation and insights into natural history and disease progres-

sion. Am J Surg Pathol, 2007, 31: 1077-1088.

［24］Greer JP, et al. T cell and NK cell lymphoproliferative disorders. Hematology Am Soc Hematol Educ Program. 2001, 2001: 259-281

［25］Gallamini A, et al. Peripheral T-cell lymphoma unspecified (PTCL-U): a new prognostic model from a retrospective multicentric clinical study. Blood, 2004, 103: 2474-2479.

［26］Rudiger T, et al. Peripheral T-cell lymphoma (excluding anaplastic large-cell lymphoma): results from the Non-Hodgkin's Lymphoma Classification Project. Ann Oncol, 2002, 13: 140-149.

［27］Byrd JC, et al. Targeting BTK with Ibrutinib in Relapsed Chronic Lymphocytic Leukemia N Engl J Med, 2013, 369: 32-42.

［28］Wang ML, et al. Targeting BTK with ibrutinib in relapsed or refractory mantle-cell lymphoma. N Engl J Med, 2013, 369: 507-516.

［29］Morschhauser FA, et al. Obinutuzumab (GA101) Monotherapy in Relapsed/Refractory Diffuse Large B-Cell Lymphoma or Mantle-Cell Lymphoma: Results From the Phase Ⅱ GAUGUIN Study. J Clin Oncol, 2013: 2912-2919.

［30］Cannon MW, et al. Epratuzumab with rituximab, cyclophosphamide, doxorubicin, vincristine and prednisone chemotherapy (ER-CHOP) in patients with previously untreated diffuse large B-cell lymphoma. Blood, 2011, 118: 4053-4061.

［31］Barnes J A, et al. Everolimus in combination with rituximab induces complete responses in heavily pretreated diffuse large B-cell lymphoma. Haematologica, 2013; 98: 615-619.

［32］Thieblemont C1, et al. Lenalidomide in diffuse large B-cell lymphoma. Adv Hematol, 2012, Article ID 861060, 8 pages.

［33］Pro B, et al. Brentuximab vedotin (SGN-35) in patients with relapsed or refractory systemic anaplastic large-cell lymphoma: results of a phase Ⅱ study. J Clin Oncol. 2012, 30: 2190-2196.

修饰基因在地中海贫血临床和
血液学表型变异中的作用

徐湘民

南方医科大学基础医学院

摘要：地中海贫血（地贫）是一组人类遗传性血红蛋白病，是以组成血红蛋白的某种珠蛋白肽链合成减少或缺乏为特征的遗传性溶血性贫血，根据减少的珠蛋白链类型的不同，将地中海贫血分为 α-、β-、γ-、δ-和 $\delta\beta$-地贫等，其中人群中常见且导致严重贫血的主要是 α-和 β-地贫。α-和 β-地贫是全球广为流行的遗传性溶血性疾病，全世界至少有 1.7 亿人携带地贫的致病基因。全球该病基因携带者频率高达 2.62%，我国长江以南广大地域是地贫的高发区，其人群基因携带率为 3.0%~24.0%。该病属常染色体隐性遗传病，致病基因的纯合子可导致重型或中间型临床表现，是严重致死、致残性疾病，临床表型在个体间存在很大的差异，其表型变异除主要取决于致病基因——α-和 β-珠蛋白基因的突变基因型外，近年来修饰基因对其临床和血液学表型的遗传修饰作用广受关注，这一研究对 α-和 β-地贫临床病例的准确诊断和人群的遗传筛查有重要意义。为系统阐明中国人 α-和 β-地贫临床和血液学表型变异的遗传修饰效应，我们以 2000 例 α-和 β-地贫临床病例样品为对象，设计了针对人类 α-和 β-珠蛋白基因簇及其调节位点和一组修饰基因等在内的 188 基因的捕获芯片，通过基于深度测序的靶基因扫描分析，寻找修饰疾病临床表型的相关基因，并进一步通过功能分析验证修饰基因突变的生物学效应。本报告主要阐述该计划的部分初期结果，红系转录因子 KLF1 突变的致病作用和对

β-地贫临床和血液学表型的修饰作用。

关键词： 修饰基因，地中海贫血，表型变异

人类遗传性血红蛋白病包括三类致病机制：结构异常、表达异常和发育异常。地中海贫血（地贫）属于基因表达异常的疾病，它是以组成血红蛋白的某种珠蛋白肽链合成减少或缺乏为特征的遗传性溶血性贫血，根据减少的珠蛋白链类型的不同，将地中海贫血分为 α-、β-、γ-、δ-和 δβ-地贫等，其中人群中常见且导致严重贫血的主要是 α-和 β-地贫。α-和 β-地贫是全球广为流行的遗传性溶血性疾病，全世界至少有 1.7 亿人携带地贫的致病基因，主要分布于热带和亚热带地区[1,2]。全球该病基因携带者频率高达 2.62%，我国长江以南广大地域是地贫的高发区，其人群基因携带率为 3.0%~24.0%，我国的广西是地贫基因携带率最高的地区[3]。

临床上将地中海贫血分为重型 α 地贫、重型 β 地贫和中间型地中海贫血。其中 β 地贫患者的临床表型除主要取决于其致病基因—β 珠蛋白基因型外，研究发现一些修饰基因对表型变异（严重程度）有重要影响，目前已经阐明的可减轻 β 地贫临床表型的因素主要有[4~6]：α 珠蛋白基因突变，以及 3 个与胎儿血红蛋白（Hb F）水平相关的基因，2p16 上的 BCL11A、6p23 上的 HMIP 和 11p15 上的 γ 基因启动子区的 SNP。我们在本研究中阐述了另一种与 Hb F 水平相关的对 β 地贫患者临床表型有修饰作用的遗传因子 KLF1。

KLF1 是著名的红细转录因子，现已阐明该基因突变可以下调 β 珠蛋白基因和上调 Hb F 水平[7,8]。通过对中国南方大样本 β 地贫病例的一组由 118 个基因组成的包括 Hb F 水平相关基因和先天性红系发育异常性贫血（CDA）基因在内的 panal 靶位点进行深度测序，在一些病例中发现若干潜在的影响 β 地贫病例临床表型的基因突变，其中 KLF1 突变被证实可导致一种新的隐性遗传性 CDA（投稿中），以及与重型 β 地贫基因型复合可显著减轻 β 地贫临床表型（投稿中）。值得

注意的是，在上述 2 种病例中鉴定的 KLF1 突变均是发生于该基因锌指结构域中的突变，隐性遗传性 CDA 的临床表型除有典型的 β 地贫表现外，还有红系发育异常的骨髓涂片和电镜超微结构改变。重型 β 地贫基因型复合 KLF1 突变是从 922 例 β 地贫病例中发现的，共检测出 13 例，其中 12 例是含 KLF1 锌指结构突变的中间型地贫病例，唯一 1 例重型 β 地贫病例为锌指结构以外的突变，这一发现首次证实，KLF1 锌指结构突变是导致中间型地贫的遗传修饰因素。此外，我们还阐述了 KLF1 突变的在中国南方地区的人群频率，及其对 α 和 β 地贫血液学表型的遗传修饰作用。该研究工作刚刚起步，对 2000 例 β 地贫大样本病例的更多在上述 118 个靶基因中包含的遗传修饰基因的相关研究将在后续的工作中进一步报告。

作者简介：徐湘民（1958～　　），男，教授。主要研究方向：医学遗传学，Email：xixm@ smu.edu.cn

参 考 文 献

［1］Thein SL. The molecular basis of thalassemia. Cold Spring Harb Perspect Med，2013，3（5）：a011700.

［2］Higgs DR. The molecular basis of α-thalassaemia. Cold Spring Harb Perspect Med，2013，3（1）：a011718.

［3］Xiong F，et al. Molecular epidemiological survey of haemoglobinopathies in the Guangxi Zhuang Autonomous Region of southern China. Clin Genet，2010，78（2）：139-148.

［4］Thein SL. Genetic association studies in β-hemoglobinopathies. Hematology Am Soc Hematol Educ Program，2013，354-361.

［5］Lettre G. The search for genetic modifiers of disease severity in the β-hemoglobinopathies. Cold Spring Harb Perspect Med，2012，2（10）：a015032.

［6］Galanello R，Sanna S，Perseu L，et al. Amelioration of Sardinian beta0 thalassemia by genetic modifiers. Blood，2009，114（18）：3935-3937.

［7］Sankaran VG，Orkin SH. The switch from fetal to adult hemoglobin. Cold Spring Harbor perspectives in medicine, 2013, 3 (1): a011643.

［8］Siatecka M, Bieker JJ. The multifunctional role of EKLF/KLF1 during erythropoiesis. Blood, 2011, 118 (8): 2044-2054.

血小板生成与活化的分子调控

刘俊岭

上海交通大学医学院基础医学院

摘要：血小板参与多种生理病理过程，研究其生成与活化的分子调控机制具有重要意义。近年来，我们对 PI3K/Akt 等通路在血小板生成和活化中的作用开展研究，发现巨核细胞系特异 PTEN 缺失促进血小板生成，PTEN 通过 PI3K/Akt 依赖和非依赖途径调控血小板活化；发现 PDK1 缺失抑制血小板生成，PDK1-Gsk3β 信号轴是血小板活化的重要通路；发现巨核细胞/血小板介导 PI3K/Akt 通路调控 B 细胞发育和恶变中的关键作用；发现血小板 ADP 受体 P2Y12 通过 cAMP-PKA 通路而非 PI3K/Akt 通路调控单核细胞在动脉粥样硬化斑块的募集和浸润；发现免疫受体 LILRB2 和整合素 α Ⅱ bβ3 介导血小板活化的新机制，依据该机制可研发低副作用抗栓药物。这些发现丰富了血小板生成和活化调控理论，展示了以血小板为靶在多种疾病治疗中的潜力。

关键词：血小板，生成，活化，分子机制，病理生理

血小板作为功能独特的血细胞，在生理性止血过程中发挥重要功能。此外，血小板在许多疾病，如出血和血栓性疾病、动脉粥样硬化、糖尿病、败血症、感染性休克和恶性肿瘤等起到重要调控作用。血小板由造血干细胞分化为巨核细胞后所产生，这一过程受到一系列信号传导过程严密调控[1]。功能血小板的生成调控是一个非常复杂的生物学过程，一方面从造血干细胞分化为巨核细胞受到转录过程的调

控；另一方面，血小板特有的受体介导信号，特殊的亚细胞结构，骨髓微环境以及血流动力学也是功能性血小板产生的关键调控因素，当这些因素受到干扰时，往往表现出血小板数量和功能异常。近几年来，我们围绕血小板产生和活化调控通路展开研究，取得了一定的进展。

1. 发现 PI3K/Akt 通路在巨核细胞/血小板介导生理病理过程中重要作用

PTEN 参与调控巨核细胞分化及血小板活化。PTEN 作为抑癌基因，不仅具有脂质磷酸酶活性，还具有蛋白磷酸酶活性，可负性调控 PI3K/Akt 信号通路来调节细胞的生长、增殖、分化、凋亡等。但是 PTEN 在巨核细胞分化以及血小板活化中的功能尚不清楚。我们研究发现 PTEN 在血小板中高表达；通过对造血系特异 PTEN 基因敲除小鼠进行表型分析，发现 PTEN 缺失会促进巨核细胞的分化成熟造成外周血中血小板数量明显升高；鼠尾出血时间也明显缩短。胶原受体 GPVI 作为血小板表面一种重要的黏附受体，能够通过与 FcRγ-chain 偶联，介导胞内活化信号参与血栓止血、炎症等生理病理过程。GPVI 主要通过 PLC/PKC，PI3K/ Akt、MAPK 等通路活化血小板。其中 PI3K/Akt 通路在 GPVI 介导的血小板活化中起到了关键性作用。我们发现 PTEN 缺失能够上调胶原引起的血小板聚集和分泌；对 GPVI 介导的血小板活化信号进行分析，发现 PTEN 参与 GPVI 介导的血小板活化依赖于 Src 家族激酶，但其调控下游信号分子的机制较为复杂，可以通过 PI3K/Akt 通路依赖和非依赖两种方式发挥作用。该项研究成果有助于解释血小板增多症以及弥散性血栓的发生机制，并且对非依赖信号通路进行分析，还有可能揭示出一种广泛的全新的 PTEN 调控模式[2,3]。

PDK1 参与调控巨核细胞分化及血小板活化。PDK1 作为 PI3K/ Akt 信号通路中的关键蛋白激酶，其对巨核细胞分化以及血小板活化的影响却没有任何研究报道。通过构建巨核细胞/血小板特异（PF4-Cre 驱动）PDK1 缺失小鼠，我们发现 PDK1 缺失造成小鼠外周血血小板计数下降 25%；并发现 PDK1 缺失抑制低浓度凝血酶引起的血小板聚集；进一步研究表明 PDK1 缺失抑制血小板在纤维蛋白原上的铺展以及血栓栓块的收缩，这提示 PDK1 参与凝血酶引起的血小板活化是通过调控血小板整合素 αⅡbβ3 介导的外向内信号发挥作用。分子机制分析发现 PDK1 缺失能够抑制凝血酶引起的血小板 Akt T308 位磷酸化以及下游信号分子 Gsk3β S9 位磷酸化，但对 Akt S473 位磷酸化没有影响；而 mTORC2 抑制剂 PP242 能够抑制凝血酶引起的血小板 Akt S47 磷酸化，但对凝血酶引起的血小板活化以及 Akt T308 和 Gsk3β S9 位磷酸化没有影响；这些数据表明在凝血酶以及血小板整合素 αⅡbβ3 介导的血小板活化信号中，Akt 不同位点磷酸化执行了不同的功能，而且 Akt 不同磷酸化位点之间没有直接的调控关系。该项研究第一次阐述了 PDK1-Akt T308-Gsk3β 信号轴在血小板活化中的重要作用[4]。

巨核细胞/血小板 PI3K/Akt 通路过度活化是淋巴瘤发生的诱因之一。 通过对巨核细胞/血小板特异（PF4-Cre 驱动）敲除 PTEN 小鼠长期观察，我们发现巨核细胞/血小板特异 PTEN 缺失小鼠 90% 左右会自然发生滤泡型淋巴瘤，3% 左右会发生 T 淋巴瘤。通过对该自发滤泡型淋巴瘤小鼠模型进行免疫组化分析，流式分型，核磁共振成像分析，Microarray，外显子测序等，发现该自发滤泡型淋巴瘤小鼠模型为一个惰性肿瘤模型；并发现随着肿瘤的逐渐发展，呈现出向恶性侵犯性肿瘤转变趋势。通过 Microarray 和 cytokine array 发现巨核细胞/血小板敲除 PTEN 后会通过改变巨核细胞/血小板表达和释放细胞因子 IL12，CXCL5 和 IGF-I 水平，进而改变骨髓微环境以及外周免疫微环境，这种微环境的改变干扰骨髓中 Pre-Pro-B 细胞和非成熟 B 细胞的分化成熟过程，从而造成 Pre-Pro-B 细胞和非成熟 B 细胞在骨髓中的选择性凋亡过程受阻，使得骨髓中发生致癌突变的 Pre-Pro-B 细胞和非成熟 B 细胞逃避凋亡过程，染色体不稳定性逐渐升高，多种基因发生突变，从而最终演化为肿瘤细胞。通过对临床滤泡淋巴瘤病人血小板中 PTEN 表达水平进行检测发现，滤泡型淋巴瘤病人血小板中 PTEN 水平只相当于正常人的 40%，这进一步提示巨核细胞/血小板 PTEN 水平降低可能是临床滤泡淋巴瘤发生的一个重要因素。该发现揭示出巨核细胞/血小板在滤泡型淋巴瘤发生中的重要作用，为临床诊断和治疗滤泡型淋巴瘤这一难以治愈的淋巴瘤提供了一个重要的研究模型和临床治疗线索[5]。

2. 发现血小板整合素 αⅡbβ3 和黏附受体 GPIb-Ⅸ-Ⅴ 介导信号新调控模式

整合素是一类广泛存在于细胞表面的黏附分子。整合素胞内结构域可以介导双向信号即胞外向胞内转导（outside-in）信号和胞内向胞外转导（inside-out）信号。血小板整合素 αⅡbβ3 是血小板聚集的最终途径，研究其介导的 outside-in 和 inside-out 信号调控机制是一个热点。近年来，我们利用多种基因敲除小鼠，发现血小板整合素受体 αⅡbβ3 介导 outside-in 信号通过 Src 激酶激活 PI3K/Akt 通路和 MAPK 通路参与血小板在纤维蛋白原上的铺展以及栓块的收缩，并对 PI3K/Akt 通路和 MAPK 通路中关键信号分子对体内动脉血栓形成中的作用进行了细致的分析研究；我们还通过研究一例变异血小板无力症（β3 亚基 R724 截短突变导致 β3 胞内主要功能区缺失），发现该病人血小板经 anti-LIBS 抗体刺激后，其整合素 αⅡb 亚基能够独立介导 outside-in 信号活化血小板；该信号还能够对凝血酶引起的正常人血小板活化起到放大作用；并进一步发现 β3 亚基 R724-R734 功能域能够阻断该活化信号，人工合成相应序列 R724-R734 多肽能够阻断凝血酶引起的血小板聚集。目前临床上作用于 αⅡbβ3 受体胞外域的抗栓药物阿昔单抗、埃替巴肽等，由于它们直接阻断 αⅡbβ3 与纤维蛋白原结合，因而会造成病患并发严重出血和血小板减少症。而依据我们发

现的基于 β3 亚基 R724-R734 区阻断作用的新机制药物由于只是阻断 αⅡb 介导的血小板活化信号，可能具有较低的出血症状，有可能发展成一种新型抗栓药物[6~8]。

GPIb-IX-V 是表达在巨核细胞和血小板膜表面一种重要的黏附受体，由 GPIbα，GPIbβ，GPIX 和 GPV 四个亚基以 2∶2∶2∶1 比例构成。动脉血管内的高剪切力能够诱导 vWf A1 功能区暴露结合 GPIbα 胞外配体结合域，通过其胞质区传递信号导致血小板活化。近年来，我们系统分析和阐述了 GPIb-IX-V 受体及其介导信号在动脉血栓形成和血小板活化中的作用。通过利用多种药理抑制剂、基因敲除和转基因小鼠等工具，发现 GPIb-IX-V 与 vWf 结合会引发血小板胞质内一系列激酶如 Src 家族酪氨酸激酶、PI3K/Akt、PLCγ2 和 PKC 等的活化，这些信号事件参与了血小板整合素 αⅡbβ3 的活化和多种具有信号放大作用的介质的释放；并证明 GPIbα/vWf 的下游重要信号蛋白缺失对动脉血栓形成会造成不同程度的影响[9]。

3. 发现血小板 P2Y12 受体调控动脉粥样硬化形成和发展的作用机制

动脉粥样硬化是一种慢性血管炎症性疾病。血小板作为一类重要的血细胞，通过释放炎症因子和表达黏附分子，在粥样硬化斑块部位招募和锚定炎症细胞，参与动脉粥样硬化发生发展过程。P2Y12 是血小板表面主要的 ADP 受体，是血小板活化信号的重要放大子，其拮抗剂如氯吡格雷（Clopidogrel，Plavix）在临床被广泛应用于心肌梗死和急性冠脉综合征。临床研究表明，服用氯吡格雷后病人血浆中的 CD40L，C 反应蛋白等多种炎症因子的水平明显下降，这提示我们 P2Y12 可能在动脉粥样硬化发生发展中起到重要作用。在体外实验中，我们研究发现 P2Y12 缺失明显抑制血小板 alpha 颗粒释放多种趋化因子、P-选择素表达以及血小板趋化单核细胞的能力。信号通路分析发现 P2Y12 通过 cAMP-PKA 通路调控血小板炎性因子释放以及 Pselectin 表达等，进而募集单核细胞或巨噬细胞在斑块部位浸润。通过利用 P2Y12 和 ApoE 双基因敲除小鼠高脂诱发动脉粥样硬化模型开展研究，发现 P2Y12 和 ApoE 双敲除小鼠的动脉粥样斑块明显小于 ApoE 敲除小鼠，并且斑块中胶原成分增多，而巨噬细胞浸润减少，同时血浆中血小板来源趋化因子 PF4 的水平明显降低。骨髓移植实验证实血小板 P2Y12 是动脉粥样硬化的重要调控因素。我们的研究表明抑制血小板 ADP 受体 P2Y12 是预防和治疗动脉粥样硬化的一个新靶点，并为拓展应用氯吡格雷和普拉格雷提供理论依据[10]。

4. 发现免疫球蛋白样受体 LILRB2 是血小板生成和活化的重要调控受体

人白细胞免疫球蛋白样受体 LILRBs，以及其鼠同源物成对免疫球蛋白样受体 B（PIRB），含有胞外 Ig 样结构域和胞内免疫受体酪氨酸抑制基序（ITIM），广泛表达于各种组织，并在免疫应答，神经轴突再生和造血过程中发挥重要作用。我们发现 LILRBs（或 PIRB）在人（或小鼠）的血小板上高表达。通过观察 PIRB 胞内结构域缺失小鼠（PIRB-TM），发现其骨髓巨核细胞比例比对照野生型小鼠高 40%，相应地 PIRB-TM 小鼠血小板数量同样增高 40% 左右，因而 LILRBs（PIRB）在血小板生成中具有重要调控作用。通过对 PIRB-TM 小鼠血小板功能分析发现，PIRB-TM 血小板聚集能力、纤维蛋白原上的铺展能力以及介导的血栓栓块回缩能力都明显提高。信号分析发现，LILRBs 和 PIRB 能够与磷酸酶 SHP1 和 SHP2 结合，降低 LAT、SLP76、PLCγ2、FAK Y397 和整合素 β3 Y785 的酪氨酸磷酸化水平，发挥抗血小板活化能力。通过分析 LILRBs 配体，我们进一步发现，血管生成素样蛋白-2（ANGPTL2）在人和小鼠血小板中高表达，并储存在血小板的 α-颗粒中，并能够在血小板活化时被释放并附着于血小板的表面上。纯化 ANGPTL2 强效抑制血小板聚集和铺展。该发现为研发以 LILRBs 为靶的血小板产生调控药物以及新型抗血小板药物提供理论基础[11]。

尽管功能血小板的生成调控是一个非常复杂的生物学过程，但我们上述研究成果对于理解和应用血小板生成和活化的调控机制提供了重要理论依据。

作者简介：刘俊岭（1971～　），男，研究员。主要研究方向：血小板受体介导信号调控机制及其病理作用，Email：liujunling1@gmail.com。

参 考 文 献

［1］ Deutsch VR, Tomer A. Advances in megakaryocytopoiesis and thrombopoiesis: from bench to bedside. Br J Haematol, 2013, 161 (6): 778-793.

［2］ Weng Z, et al. PTEN Regulates Collagen Induced Platelet Activation. Blood, 2010, 116 (14): 2579-2581.

［3］ Ulhas P. Naik. PTEN: not just a tumor suppressor. Blood, 2010, 116: 2404-2405

［4］ Chen X, et al. PDK1 regulates platelet activation and arterial thrombosis. Blood, 2013, 121 (18): 3718-3726.

［5］ Junling Liu. Defective Megakaryocytes/platelets cause lymphocyte malignancy. Suzhou International Clinic Forum (SICF2013)-Suzhou Summit on Hematology 2013, 11th-13th October 2013, Suzhou, China.

［6］ Wang L, et al. Platelet-derived ERp57 mediates platelet incorporation into a growing thrombus by regulation of the αⅡbβ3 integrin. Blood, 2013, 122 (22): 3642-3650.

［7］ Niu H, et al. Integrin αⅡb-mediated PI3K/Akt activation in platelets. PLoS One, 2012, 7 (10): e47356.

［8］ Niu H, et al. Peptide LSARLAF induces integrin β3 dependent outside-in signaling in platelets. Thromb. Res, 2012, 130 (2): 203-209.

［9］ Delaney MK, et al. The role of Rac1 in glycoprotein Ib-IX-mediated signal transduction and integrin activation. Arterioscler. Thromb. Vasc. Biol, 2012, 32 (11): 2761-2768.

［10］Li D, et al. Roles of purinergic receptor P2Y, G protein-coupled 12 in the development of atherosclerosis in apolipoprotein E-deficient mice. Arterioscler. Thromb. Vasc. Biol, 2012, 32（8）: e81-9.7.

［11］Junling Liu. Paired immunoglobin-like receptor B regulates platelet activation. ATVB 2014: Arteriosclerosis, Thrombosis, and Vascular Biology 2014 Scientific Sessions, Toronto, Ontario, Canada.